JN204715

よくわかる

アディクション問題

依存症を知り、回復へとつなげる

編著 長坂 和則

静岡福祉大学社会福祉学部　教授

へるす出版

はじめに

　歴史的に医学の発展の陰には、病気によって命を落とした患者がいて、そこから原因の究明と治療の研究がなされ、薬が開発されてきました。医学が進歩したことで、多くの方々の命が助けられたという背景があります。

　アディクション問題は古くから存在しています。しかしながら、アディクションについての知識や情報が十分でなかったために、適切な治療やかかわりがなされることなくアディクションが進行してしまった結果、家族が崩壊し、本人の死にまで追い込まれた人々が数多くいます。

　アディクションは、その人生や生き方に影響を及ぼし、家族や周囲を巻き込みながら根深く進行していきます。さらに子どもたちに影響を与え、次の世代へと伝播し、受け継がれて、繰り返されます。

　本書は、このようなアディクション問題にいち早く気づき、対応できるようになるために、アディクションの特徴やアディクション問題に対する支援について、理解しやすい構成を強く意識しました。

　第1章では、アディクション問題を抱えた人のエピソードを示し、感覚的にアディクションの実際がわかるように工夫しています。第2章では、アディクションはどのようなメカニズムでどのような種類があるのかなど、アディクションのことをわかりやすく解説しています。第3章ではアディクション問題を抱える人と共に生きる家族に着目し、家族が陥りやすい状況や家族の心情などを細やかに解説しています。第4章では、そのアディクションからの回復のための道筋を、アディクション問題を抱える人とその家族の両方の角度からみていきます。そして、第5章では、アディクションの歴史を振り返り、昔からあるアディクション問題を抱える人の支援の変遷を追いながら、今後のアディクションに対する精神保健福祉の課題について述べていきます。

　本書をご活用いただき、アディクション問題からの解決の糸口となれば幸いです。大切な命と生活が守られますことをこころから願っております。

平成30年8月吉日

静岡福祉大学社会福祉学部
教授　　長坂　和則

Addiction

第1章　アディクションエピソード

第2章　アディクションを知る

CONTENTS

イラスト・装丁：イケウチリリー

第1章

アディクション
エピソード

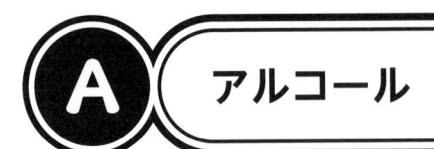

A　アルコール

気がつくとオヤジと同じ飲み方になっていた

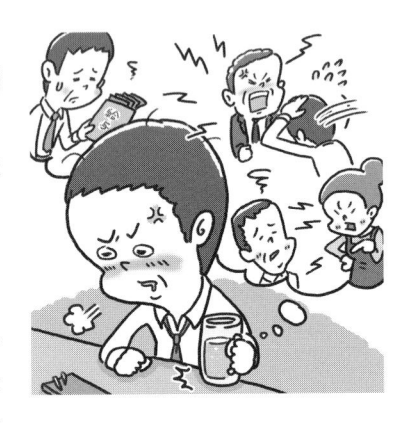

　精神科病院には、昔、父親がアルコール依存症で入院するときに連れられて行ったことがあった。大人になり、酒と出合った。ごく普通の飲み方だったが、酔うことが心地よくなっていった。会社の飲み会では毎回楽しい酒だったが、妻から飲み方が父親に似てきたと指摘され不愉快だった。オレはオヤジとは違う！　一緒にするな！　とその気分のイライラからまた酒を飲むようになっていった。

酔うとなぜか不快な気持ちが湧いてくる

　疲れたときの1杯…うまい酒を飲むとこころが落ち着く。しかし、酔うにつれ、だんだん不快なことばかり浮かんでくる。自分を理解しない、わかってくれない上司や会社に対しての不満、そして家族への不満などが湧いてきて楽しい酒ではなくなっていった。

飲んでいると込み上げてくる怒り

　酒を飲むことを妻から責められるようになっていた。飲んでいると「飲み過ぎよ」とたびたび注意された。飲み続けるために「お前が悪いからだ」と言い訳をするようになり、妻の20年も前の過去の出来事など、妻の困った顔を見ながら、

泣き出すまで責め続けた。「もう勝手にして！」と言われた後も飲み続けた。

あれ…　覚えていない…

　いつしか飲むと記憶がなくなっていた。2軒目までは覚えているが、その後がどうやって家に帰ってきたのか覚えていない。ところどころ思い出せるものの、支払いなどの記憶がなく財布はいつも空になっていた。家族にばれないように友人から金を借りて昼食代にあてていた。

記憶が飛んだ日

　まったく記憶がない。飲み始めてからの記憶がまったくなくなっている。確かに飲むピッチが早かったのも事実だ。駆けつけ3杯というか5杯という感じだった。どうも、ベロベロに酔っ払って帰宅したようだ。冷蔵庫のものを全部食べてしまっていて、妻に怒られたが、そのことすらまったく覚えていない。車で帰ってきたのだろう。ぶつけた跡があり車庫に車が入っていた。不安になって何か起きていないか朝刊をなめるようにして読んだ。「ブラックアウト」だった。

飛ぶまで飲まなきゃ酒じゃない

　酒を飲むなら飛ばなきゃならない。記憶を飛ばして忘れてしまいたい。服は脱ぎ捨てたまま朝まで放置になっている。風呂にでも入ったのだろう…。酔いが回ってベッドへ。この飲み方が私の当たり前になってしまっていた。

朝起きてすぐのビールがうまい

　ひどい二日酔いの朝だった。初めて朝酒をした…。冷たいビールを喉に流し込み一息ついた。するとあの頭痛や不快感が消えて楽になった。それから朝一番の酒が休日の飲み方になるまでに、それほど時間は必要なかった。

酔いを感じるまで飲んでいた

飲むなら酔う。とことん酔う。それが酒…。飲み方も酔い方も変わってしまった。空腹に焼酎を流し込むと胃の中に納まる酒が心地よい。酔いも一気にまわってきてテンションも上がってくる。胃潰瘍になっても飲み、家のことなど関係なく酔いつぶれる寸前まで飲んだ。飲んで帰ったはずなのに、寝る前の1杯まで飲むようになった。

急に酒が止まらなくなった（やめられない）

コントロールできていた。できていたつもりだった。途中でやめることもできていた。できていると思っていた。飲んでも酔えない日があったり、量が増えたり、強い酒を飲んだり、だらだら飲んだりと止まらなくなってしまった。

隠れて、隠して飲んでいた

妻にバレないように倉庫、車、押入れ、机の中、使っていないふとんの間、果ては長靴の中にまで酒を隠しては飲んでいた。

家に着く前にコンビニで焼酎を買って飲み干す。家に帰って普通に飲んで、用事があるといって外に出ては隠れて飲んでいた。飲むことに後ろめたさがあるからだろう…。妻からの小言もしゃくに障る。でも、酒がないとすごい不安に駆られ、酔っていないと自分が保てなくなり始めていた。

警察の世話にはなっていない

オレは世の中の酔っ払いとは違う。誰にも迷惑なんかかけていないし、仕事だってちゃんとしているし、家族だっている。周囲が少しだけオレの飲み方にとやかく言っているだけ。オレの酒の飲み方は正常のはずだ。そんなに酔っ払っていないし、ただの酒好きなだけだ。…いつしか言い訳ばかりの自分になっていた。

夕方になるとひどい汗が…　あっ！　キーボードが打てない

酒の量を減らしたいと思うようになった。朝は酒の臭いがしないかとマスクを付けガムを噛んだ。夕方になると妙な不安感が出始め、微熱も出るようになった。そして、うっすらと汗をかくようになり、小刻みに手がふるえパソコンを打つキーボードがカタカタと鳴る。しだいに仕事が終わるのだけを待つようになる。上司にはかぜをひいていると言い訳をして、時には早退届を出して帰った。少しでも早く酒を入れなければならなかった。

自分の酒の飲み方に問題があるって⁉

確かに飲むときは多くの酒を口にするけど、人が言うほどひどくもないし、いつも自分でやめられている。世間でいわれるようなひどい飲み方なんかはしていない。何を「認めろ」っていうんだ。勝手に人を依存症呼ばわりしないでほしい。上司も家族も酒を飲んでいると何で不愉快な顔をしているんだ。酒癖が悪いだとか、飲み過ぎているだとか、いつも酔っ払っているって…。

酒でのトラブルが多くなってきた

居酒屋で飲んでいるときに気に入らないことを言われ腹が立った。見知らぬ客と大げんかをしてしまった。そんなことが幾度か続いた。悪いのは相手なのに、その居酒屋から出入り禁止とまで言われるようになった。

なぜか音楽が聞こえるようになった

酒が切れていたのかどうかわからない。雨の音がピアノのように感じられたり、歌が流れていたり、司会者が歌手を紹介したりするような話し声までも聴こえるようになった。そして、周囲から狙われているような気になって、家の周りを気にするようになり、過剰な警戒をするようになってしまった。それが幻聴だとわかったのは後のことだ。

最後はうまくもない焼酎を流し込むだけだった

うまい酒っていう感覚は消え失せてしまっていた。ただ身体から酒が切れてきた感覚が湧いてきて、急に不安に陥る。仕事の途中でも酒を体内に入れないと過ごせない。仕事も雑になり、電話対応も十分にできない。頭が回らないのだ。隠れては酒を飲む。臭いを隠すためにカレーライスを食べたり、マスクをしながらミントの粒を口に入れたりしていた。

もう仕事にも行けなくなっていた。酒が止まらないのだ

何日も酒を飲み続けの状態になった。カーテンを閉め切った部屋にこもってひたすら飲む。テレビはつけっ放しで何の放送かもわからない。寝ては飲み、起きては飲み、そして眠っている。今日で何日目になるのかもわからないほど、飲み続けの状態だった。

手帳を見たら…もう人間関係が壊れていた

酒のためなら何でもした。金を借りることで酒を飲み続ける。「これが最後だぞ」という言葉は覚えている。「これが最後だぞ」は、人間関係も最後ということだったのだ。金の無心は聞いてくれなくなり、友人と呼べる人を傷つけていたことを知ったのは、酒をやめて数年経ったころだった。

妻の置手紙がテーブル上に

「もう限界です。この家から子どもを連れて出て行きます」というメモ。酒に酔ってバカな考えが浮かんだ「これでゆっくり飲める」と…。大切なものを失ったことに気づかず、自分自身に言い訳。「出て行ったあいつらが悪い」と人のせいにして、誰とも会話をすることのない家で独り酒をあおっていた。

今日一日のストレスから解放。あの一杯が胃袋にしみる

　酒に逃げていた。こころを落ち着かせるため、決まりごとのように帰り際の1杯。最初は居酒屋だった。それも楽しみの一つと思っていたが、今はドラッグストアやコンビニで酒を買い、外にある灰皿のところでたばこを吸っては、酒を流し込むようになった。途中どこかで酒を入れないと帰れないのだった。

酒が切れてくると不安な気持ちに陥る

　家に酒がなくなると不安になる。買っておかないと気がすまない。それよりも朝は昨日の酒が残っている感じだったが、身体から抜けてくるとそわそわし、ビールのことやどこで飲めるかばかり考えて頭がいっぱいになった。

イライラが襲って虫のようなものが見える

　ものすごいイライラ（焦燥感）があり、とげとげしい自分がいる。当たり散らしたい気持ちが爆発寸前。酒が切れるとふとんに虫がいるように見える。ごはんを食べようとしても何かが動いて見える。これが酒のせいだとは気づかなかった。

B　薬　物

医師にウソをついて薬をもらう

私は鎮痛薬にハマってしまい、内科では頭痛がすると言って、外科では腰が痛いと言って鎮痛薬を処方をしてもらっていた。「お薬手帳」はあるが、病院やクリニックを変えて薬をもらうようにしていた。そのうち欲しい薬の名前を指定するまでになっていた。

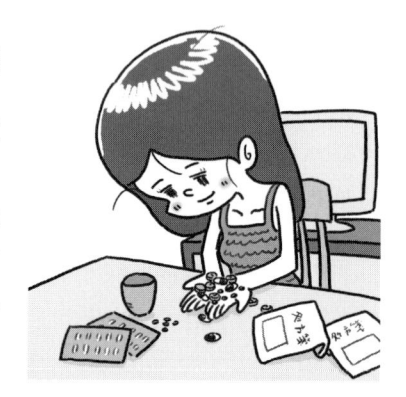

いつの間にか市販の鎮痛薬が1日1箱へ

ホルモンバランスによるものなのか偏頭痛があった。そのときには決まって鎮痛薬を服用していた。2錠が3錠になり4錠へ。やがて4錠では効果がなくなり、一度に1シートを服用するようになった。それでも偏頭痛は続き、その痛みから逃れようと2シート全部を飲むようになってしまった。飲まないと落ち着かず薬がないと不安に陥るためドラッグストアでは3〜4箱購入するようになった。

イヤなことは忘れたい…だから手にいっぱいの錠剤を流し込んだ

仕事ではストレスだらけ…。不眠から心療内科へ受診した。それから安定剤と睡眠薬と鎮痛薬をミックスして飲んだ。身体が鈍くなるような感覚を覚えボーっとしていられた。あの体感が忘れられなくなった。イヤなことが消えていくような感じだった。楽になれたような気がして、薬の量は1錠そして1シートと増える一方だった。

ぶっ飛ぶ感覚が忘れられない。疲れ知らずの薬

禁断の薬に手を出してしまった。人にはそれぞれの理由があるかも知れないが、私は痛みからの解放を願っていた。そこで友人に勧められたのが、覚せい剤だった。あぶったり、注射の痕が残らないようにいろいろな方法を試してみた。ものすごい効果で、ダイレクトが一番効果的だと確信した。でも、やっぱり覚せい剤はよくない。そう思い直して、覚せい剤をカギのかかる机の中にしまった。

ゆっくり眠りにつきたいから

睡眠薬が欲しい…、ウソをついてまでも欲しい。眠れないのが恐怖となった。眠ろうとすると聴覚が敏感になり、まったく眠れない。強い睡眠薬を求めるようになったとき、ふとんから抜け出すのが嫌になって、錠剤は常に枕元に置くようになっていた。覚めては飲み、そして眠り…と抜け出せなかった。

身体が重くなるような体感がほしい

薬だったら何でもよかった。ただイヤなことを忘れたいだけ…。安定剤をたくさん飲み「ボヤァ」っとした重い感覚だけが欲しい。

ハイな気持ちになれる。ハイになりたい！

このストレスと憂うつな気持ちをどうにかしたいと思っていた。インターネットで情報を得た。危険ドラッグのようなものだった。そのときはまだ規制前だったから、どうやったらハイになれるのかとたばこのように吸っていた。すぐに量も増えて強い薬を求めるようになった。ヤバイ薬だろうとはわかっていたが、薬を手にしていなければ不安で不安で…薬がないと惨めな自分しか残っていなかった。パトカーや警察の目が怖くなった。

自分の歌や音楽がよく聴こえてくる

　気分もいいし楽器の音もよく聞こえる。そういう効果のある薬物を使った。私の歌も申し分ないし、メロディーが浮かんでくる。こんな薬はほかにはないと使っていた。薬はお金がかかるけど、気分がよくてやめられないというアリ地獄に落ちていった。

いろいろな発想や耳がよくなったような感覚

　この薬は音楽を聞いていると耳がよくなって、リズムや音やメロディーがすごく聞こえてくる。自分が歌ってもよく聞こえてすぐにハマった…もうやめられない…。

何もかも忘れたかった

　使う薬も覚せい剤や向精神薬、危険ドラッグと手に入るものなら何でも使うようになった。薬が切れるのが怖くて、薬なら何でもよかった。都合がよかったから、薬中の男のところに転がり込んで、二人で薬漬けの生活になっていった。どんどん自分がダメになって、薬をやめなくちゃと思うけどやめられなくて、そんな自分を責めてはまた薬を使い、使ってはまた自分を責める。どんどん自分がどうでもよくなって、このまま薬を使って死にたいと思うようになった。

その他のエピソード

・最初は単なる好奇心がハマるきっかけに…

海外旅行へ行ったとき、街角で立っている女性にカタコトの日本語で「マリファナ買わない？」と声をかけられた。好奇心から購入しホテルに戻り、たばこのように吸ってしまった。最初はハマることなんて考えていなかった。日本に戻ってきてしばらく時間が経過した。そして、自らあの感覚を求めてまた手を出してしまった。そこから深みにハマッた。

・ガスを嗅ぐのが気持ちいい

プロパンガスの臭いはきついが、嫌いではなかった。吸うと気分が変わった。夕方無性にガスを嗅ぎたくなってガスを嗅がないと気がすまない日々が始まった。夕食が作れなくなり、帰宅した夫にガスを吸っている姿を見られ、精神科病院に連れて行かれた。

・ついにヤバイ薬に手を出してしまった

ニュースや学校でも教えられていたので、やっちゃいけない薬物であることは知っていた。でも、その効果はものすごく、二晩も寝ずに何でもできてしまうスーパーマンのような万能感が突き上げてくる。薬が切れると元の生活に戻り、けだるさだけが身体にやってくる。しばらくしてまたあの感覚が欲しくなり、2度目に手を出した。そして薬なしでは生きられなくなっていった。売人が警察に捕まって自分の番がやってきた。捕まってもウソをつき通したが、検査を要求され、携帯の履歴も見られた。覚悟した…。

・目が覚めるタイプのドリンクが手軽に飲めて…それを求めて

最近、眠気覚ましのドリンクが多くなった。初めは仕事での眠気を抑えるためだったが、何だか気分がいい。テンションも上がったような気持ちになってコンビニや自販機で買って飲んでいた。あのスッキリと目覚めた

感覚をまた求めていた。

・ヤバイ薬は後がひどい

　覚せい剤に手を出していた。一度は刑務所に入ったこともあった。しかし、あの感覚が忘れられず手を出した。やはりやめられなかった。その後だった。車を運転していると道路がボコボコと浮き上がるように見えた。自分の身の回りのすべてから狙われていると思ったり、幻聴が聴こえてきたり、誰かに追われているような錯覚なのか妄想なのか。

　警察官の姿やパトカーを見たら身を隠した。しかし、それも時間の問題で精神科の専門病院で治療を受けることになった。

C ギャンブル

ビギナーズラック！
初めての大当たりが病みつきに

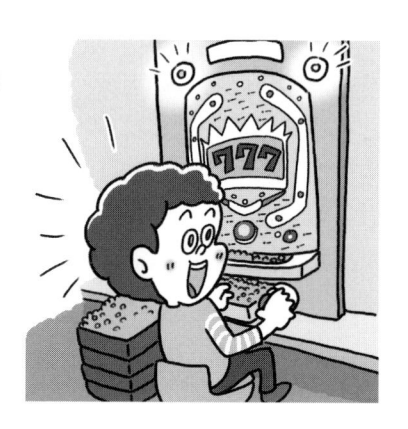

　友人に魚釣りに連れて行ってもらった。当たりを感じ、釣れに釣れた。その後、パチンコに連れて行ってもらった。ピカピカする画面の数字が777と並び、電気が明るくつき始めて、何が起きたのかわからなかったが玉が溢れるように出てきて5千円で始めたパチンコが8万円になった。ここからハマりこんだ。

あと5千円…あと1万円をぶち込めばきっとくる

　必ず当ててみせる。リーチの確率がよくなってきた。次にくる！　次にきっとくる！　今日はついてるはずと考えながらも減っていくパチンコ玉。さらにつぎ込む。あと1回のリーチを求めて、「きっと次だな」という興奮がやまず、結局5万円もつぎ込んだ。でも大丈夫、あと5千円分も回せば、きっと大当たりがきて、取り戻せるはずだと考えていた。

手をつけてはいけない金に手をつけてしまった

　会社の金に手をつけてしまった。でも、1回勝てば簡単に返せると考えていたし、少しならバレない。うまくやり繰りすれば大丈夫だった。少し借りただけのつもりだった。だんだんいけないことだという感情が薄れ、金額も返済できないほどの額になっていた。

必ず返せる、勝ってみせる

負けると「取り戻す」「取り戻してみせる」という考えしかなくなり、勝つまでつぎ込む…それの繰り返しだった。勝ったお金は次のギャンブルのために使い、有給休暇を使って仕事を休み、一日中ギャンブルをしていたこともあった。

勝ったときのことしか話さない

妻から「いくら使っているの？」と聞かれた。いつも「トントンだ」と答えた。後はそんな会話は避けていた。いつしか負けたことなんか同僚にも話さなくなって、勝ったときのことばかり話すようになった。カードからのキャッシングが多くなった。バレたときの言い訳と逆ギレを準備していた。

もやもやした気分をギャンブルで晴らす

ストレスの解消法はギャンブル！　楽しいし興奮するし、当たれば快感だし…。3時間のために5万円も6万円も使っている感覚は麻痺したままだった。夫婦げんかをしたら頭にきたということを理由にし、ギャンブルを正当化し始めていた。

ウソが当たり前になって「ウソ」の重ね塗り

借金なんかしていないと「ウソ」。ギャンブルはしていないと「ウソ」。バレないようにしているだけ。見破られているのにまた「ウソ」。その「ウソ」のつじつまが合わなくなってもさらに「ウソ」。自分だけが筋が通っている考えになっていた。

ギャンブルで勝てば借金が返せる

野球でいえば9回裏の逆転満塁ホームランがあるのだから、自分にも逆転ホームランが打てる。宝くじ、スロット、当たればいい。そうすれば借金を少しでも返せる。少し儲けた。すると頭の中は、もう少しやれば勝てると考えていた。

負けるから行く！　何としてでも金をつくる

知らないうちに定期預金を解約し、自分の会社での保険を解約し、もう一つの任意保険からは金を借りてギャンブルにあてた。会社からも借りていながら金銭感覚がおかしくなった。650円のランチが高いと思うのに、ギャンブルの1万円は安いと思うなんて…負けた3万円はどうなのか…。もう借金まみれになっていた。

その他のエピソード

・大当たりの体験

競艇・競馬・競輪など当たると大きいものに賭けていた。本命といえば競艇だった。

大穴に当たり数千円が何十万円の高額になった。縁起をかつぐようになったのもこのころで、大当たりした自分のラッキーナンバーにこだわりをもつようになった。きっともう一度当たるし当ててみせると金銭感覚が麻痺し始めた。

D 摂食障害（過食・拒食）

コンビニでカロリーばかり気になる

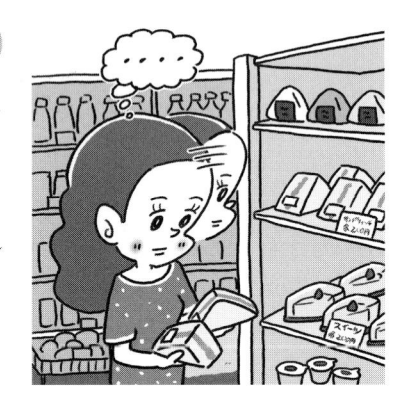

気になるのはカロリー表示。サンドイッチをつかんでは裏を見てカロリーをチェック。1kcalでも低い物を選んでしまう。スイーツも食べたいときは、後で食事の量を調整すればいいかと考えてしまう。いつの間にかカロリーのことばかり考えるようになってしまっていた。

信じられるのは体重計だけ

人を好きになった。痩せた自分を見てもらいたいと考えた。ダイエットを始めて10kgが減ったころ、もうその人のことはどうでもよくなった。体重計が私を知ってくれて見守ってくれていたような気がする。体重計から降りられない。

下剤がいつもかばんの中に

食べた分だけ出してしまえば体重は変わらないと思い込んでいた。身体が壊れていくなんて思いもしなかった。たくさんのスイーツを食べてもたくさんの下剤を使えば大丈夫だと…。どんどん下剤の量が増えていくばかりになった。

激しい運動を頑張れば痩せられる

痩せるためには激しい運動をすれば、食べた分は消費するし身体にもいいと

思っていた。でも、無理な運動にすぎず、まるで自分の身体を傷めるかのような長時間の運動を自分に課していた。もっともっと運動しなければと強迫的になっていた。

無性に食べたくなるスナック菓子

あまりお腹が空いていないのに、食べることで元気になろうとしていた。食べることで憂さ晴らし…大量のお菓子を食べてしまっていた。体型の変化を指摘されれば、食べていないとウソをついていた。

トイレに隠れてまで食べたお菓子

人目を避け、隠れて食べるようになったり、人に食べることを強く勧めたり…。ここでやめておこうと思っても食べ続けてしまう。こころが苦しくなり情けなくも思うようになった。そう思いながら、数袋のスナック菓子を口に入れていた。アイスクリームも同じように食べていた。

食べた後の罪悪感と後悔…それをリセット

太ってしまうのが怖い。食べるのが怖い。食べると普通の量ではすまなくなってしまい、結局食べてしまった罪悪感と後悔が波のように襲ってきて、トイレで吐くことが日常的になってしまっていた。

食べたいと痩せたい気持ちがあって…意志なんか通用しなかった

「痩せたい」でも「食べたい」というこころの中での葛藤…。意志を強くもてばダイエットができるし痩せられると思っていた。意志なんかコロコロ変わるし、気持ちだってコロコロ変わり、結局食べてしまう。食費がかかるようになり、友達と一緒に食事ができなくなっていた。

酔ったら過食が止まらない

　お酒と食べ物に問題があった。気がつくと両方ともコントロールができなくなってしまっていた。最初は過食だった。お酒を飲むと食べられる。徐々にお酒の量も増えていき、自分の酔いと満足感が得られる唯一のものとなっていった。

食べ物のことが頭から離れない

　四六時中食べ物のことが頭から離れない。食べ物のことしか考えられない。あそこに行けばこれが売っているし、あれも売っている。満足するまで食べるため、コンビニでは何でもかごに入れていた。パンやパスタ、アイスクリームにケーキ、さらにお弁当までも買っていた。

好きな人なのに…デートができない

　一緒に食事ができない。「一緒に食べよう！」と言われてもカロリーのこともあるし、残すわけにもいかないし、食べることができないとも言えないし、まして彼と一緒のメニューだと断れないし…。こころの中では食べたい気持ちと食べたくない気持ちが渦を巻いていた。

決まった儀式のようなことをしてしまう

　ご飯を食べるのにおかずをきれいにお皿に切り分けたり、時間を気にして食べたりしてしまう。食べることにとらわれて、何か一つの「儀式」のようになっている。

寒さに弱くなり、体質がかわったような…

　食事にこだわるようになり、痩せてきたら急に手足の冷たさを感じるようになった。もともと冷え症だったかなぁと思っていたけど、お腹の調子もバランス

を失っていたようだった。皮膚も保湿が必要となり、腕のムダ毛も濃くなったような感じがした。

ほかの人の身体が痩せてきれいにみえる

　自分の体重のほうが少ないのに相手が痩せてみえる。顔も小さいと思ってしまう。鏡に映る自分を認めることができない。だから、痩せることばかりを考える。自分の身体が細くなっていても、まだまだと受け入れられない。また、カロリー制限を始めようと考えた。

不愉快なことがあれば食べた。そしてほかの人にも食べさせた

　気に入らないことがあれば、食べて解消する。気持ちも晴れたがどこかに罪悪感があった。付き合っていた彼にはお弁当やお菓子をもっていった。相手の気持ちなど考えることなくとにかく食べてもらいたい気持ちがあって、まるで食べてもらうことを肩代わりしてもらっているかのようだった。

ストレスが悪いと相手のせいにしていた

　過食の原因はストレスだと思っていた。「あいつ（親）がいるから頭にくる」という思いが優先して、過食の理由になっていた。自分の体型が変わりだしたときにも「あいつ（親）がすべて悪い」と思っていた。

その他のエピソード

・ただのダイエットだと思っていた

　太っていることを気にしてダイエットを始めたのは13歳のころ。最初は食べる量を減らしたり、1食抜いたりしていた。友達から「痩せてきれいになったね」と言われたのがうれしくて、一方で太るのが怖くなって、ダイエットに拍車がかかった。あるとき、食べたものを吐いてしまえばいいんだと気づいた。面白いように体重が落ちた。痩せれば痩せるほど太るのが怖くなって、嘔吐と下剤常用が続いた。そのうち大量に食べて嘔吐することを繰り返すようになり、一日中食べ物と体重にとらわれるようになっていた。

クレプトマニア（窃盗・万引き）

最初は小さいものからだった

もともと人間関係が苦手だった。何とか就職したけれど、毎日が灰色だった。ちょっとしたきっかけで、同僚のボールペンを盗んでしまった。返そうとも思ったけど、うまく言い出せないし、ドキドキする感じがいつもの自分にない高揚感で、結局そのままになった。そのうち、ささいなものを盗むようになった。鉛筆、消しゴム、ヘアゴム、お菓子…。とく

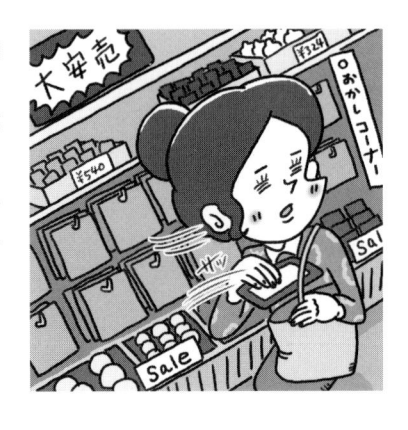

に欲しいわけではないけれど、盗むことを考えるとドキドキして、そのことしか考えられなくなった。盗むことがやめられなくなって、「捕まればやめられる」と思ったけれど、捕まった翌日にはもう万引きをしていた。

盗むことは悪いこと…そんなの知っている

今の時代にはどこにでも防犯カメラがあるのは知っている。ちょっと陰になれば大丈夫。盗むことが最優先になり、ほかの人からみたら「何でそんな安い物を盗んだの」と言われそうな品物を手にしている自分がいた。でも盗みたい気持ちは消えないのだ。そして頭から離れないのだ。

万引きで捕まったけど、また手にしている

万引きをして警察へ。事情を説明してもその事情なんていうものはなかった。窃盗とはなったが、最初だからと代金を払い清算しただけですんだ。そのころか

ら万引きは「いけない」ことから「バレなければ大丈夫」なことと考えるように
なっていった。

出来心と言えば許してくれたが、それも限界となった

スーパーで万引き。警備員に呼び止められ「レジをしていない物を持っていな
い？　ちょっと別の部屋へ行こうか」と言われ、初めてのふりをして涙を見せた。
こころの中では「あと5分」「あと5分待てば」と…。許してもらえた。顔は泣い
ていてもこころで笑っている自分がいた。

バレない手口を覚え始めた

レジ用の袋と盗んだ物を入れる袋の2つを持つようになった。堂々と袋に入れ
てレジで支払いを済ませる。そして、家に帰る。もう一つの袋の中には、盗った
ものが入っていて、それを冷蔵庫にしまう手筈だった。しかし、私服の警備員に
呼び止められた。すべてがバレていた。

警察に捕まった。執行猶予になっていたが

物を盗みたいという気持ちはあった。執行猶予の身だったのに…。コンビニで
品物に手をつけてしまった。見つかったのはポケットの中の小さな物だったけれ
ど、複数の物をすでに盗んでいた。

家族は何度も「意志の問題だ！」と言うけれど、自分の気持ちは意志でどうに
かなるものではなかった。

F　暴力・DV（加害者）

妻は自分の部下のように思えていた

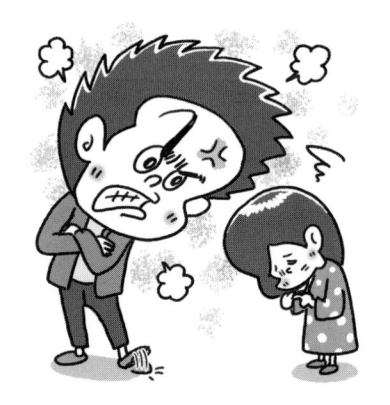

外面はいつもいい人だった。しかし、妻に対しては別。完璧な仕事を要求するかのように、あれをやっておけ、これをやっておけと命令し、それができていないと責め立てる。これは暴言ではないと思っていた。ちゃんとしていない、できない「お前が悪い」と。無力感に支配された妻は苦しかったに違いない。

オレが生活費を稼いでいるのだから

「お前が生活できているのは、オレが働いて稼いでいるからだろう？　だからオレの言うことを聞け！」と相手に恐怖感を与えていたのは自分だった。だから妻はすぐに「ハイ」「ごめんなさい」と返事をしていたのだろう。妻はオレが所有していると思い込んでいた。

自分がプレッシャーに押しつぶされ、妻に手を上げ振り下ろした

仕事のストレスや上司からのプレッシャーに押しつぶされ疲れる毎日だった。帰宅後、何気ない妻との会話で「これくらいやってほしい」と言われてブチッとキレた。「おまえはオレのつらさがわからないのか！」と怒鳴り飛ばし、握りこぶしを妻に振り下ろした。

プライドとメンツが潰された

　妻の口答えに自分のプライドを潰された感じがした。思いどおりにならないと怒りが湧いてくる。しだいに妻を支配するために暴力を振るうようになっていった。

夫婦というのは二人で一つだと思っていた

　オレの考えについて来れないのか！　暴力を振るっても大丈夫。子どもの前でも妻を叱り飛ばした。妻はいつも「私が悪いから」「私が至らないから…」と涙ぐんでいた。

殴っても蹴ってもオレの勝手だ…それが愛のムチ！

　どこかで自分の特権のような意識があった。「オレの決めたルールに従え！いや従うべきだ！」という考えだった。それは自分の父親が母親にしていたこととまったく同じだった。

暴言から暴力に夢中に興奮する自分がいる

　興奮が興奮を呼ぶ。エキサイトしたらますますエキサイトする自分がいる。見えるわけではないがアドレナリンが分泌され、興奮する。だから暴力が暴力を生み、暴言が暴言を呼ぶような感じであった。妻の顔は腫れていた。

殴るのは「相手が悪いから」。そう決まっている

　オレが正しいんだ。お前はオレの存在を尊敬し立てていないだろう、オレを大事にするべきだ、と勝手な考えになっていた。妻が去って、何も残らない空虚感がこころを痛めた。

その他のエピソード

・**夫に対する気持ちが変化し始めていた。「怒りと憎しみに」**

　私と娘は夫を一緒に責めていた。怒りが込み上げてくると手や足を出した。1日500円玉を1枚渡して管理し、「私の言うことを聞いて！」と大声をあげた。夫は私と娘からの暴力で肋骨が折れるまでになっていた。

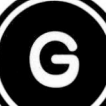

複合するアディクション問題

「楽しいからいいじゃん」と思っていた（薬物依存、性依存）

楽しければいいと思っていた。薬でハイになるのも、女の子とエッチするのも。真面目にやるのなんてばからしいし、うまいことやればいいじゃん、って思ってた。でも満たされなくて、エスカレートして、気がついたら一晩中かぜ薬液の空き瓶から一滴一滴かぜ薬液を集めていた。明け方になってようやく1本分溜まって、それを飲んで一息ついて、そして薬局の開店時間まで待っていた。どうしようもないその思いは寂しさで、母親の温もりを求めていたことを知ったのは、いろんなものを失った後だった。

お金を払うのなんてばからしい（クレプトマニア、摂食障害）

過食嘔吐がひどくなった。あるときお菓子を買っていたら、「どうせ吐くのに…お金を払うのはもったいない」と魔が差し、万引きをしてしまった。初めはものすごくドキドキしていたけれど、妙な高揚感もあった。2回、3回と繰り返すうち、万引きすることは当たり前になっていった。気がつくと、「今なら盗めるな」ということを考え、別に欲しくもないものまで盗むようになっていた。

どっちが先なのか…（摂食障害、アルコール）

思春期からダイエットはずっと意識していた。拒食・過食は経験していた。社会人になってお酒を飲むと酔いを求め、食事も変化して過食した。飲酒量も増え、酔いと食べ物のコントロールが効かなくなった。

自分のことが嫌い（自傷行為、性依存、摂食障害など）

子どものころから自分のことが嫌いだった。自信がないから、家でも学校でもいい子のふりをして本当の自分を隠していた。でも、いつのころからか、そんな自分にも疲れて、もっと自分のことが嫌いになって、不登校になって、ひきこもって、家庭内暴力をして、そのうち家にも居場所がない気がして外で遊び歩くようになった。お金も足りないから援助交際をしたり、万引きをしたり。異性関係も派手になって、情緒が不安定になってリストカットや大量服薬を繰り返して…。痩せたきれいな自分なら受け入れられるんじゃないかと思って、過食嘔吐もやめられなくなった。完璧でない自分が許せなくて、自分を傷つける生き方をしていた。

その温かさがほしかっただけなのに（男性依存、性依存）

自分が嫌いだった。どうでもいいやと思って、一緒に薬を使っている仲間とセックスした。しばらくしたら違う男から身体を求められた。都合よく使われているのはわかっていたけど、求められる気分は悪くなかったし、抱き合っている間は大事にされている感じがした。後で自分の気持ちがバサバサしたが、それを振り切るためにまた抱かれた。嫌なことがあっても、身体を使えば男は自分を求めてくれたし、優しくしてくれた。暴力的な男も身体を許せば優しかったし、かまってくれた。温かさが欲しかっただけなのに、どんどん自分が傷ついていった。身体を使った関係は、すぐに得られたけど、いつも長続きしなかった。いつの間にか、身体を差し出すのが当たり前になっていた。

気持ちがすっとした（摂食障害、薬物依存、クレプトマニア）

父は酒乱だった。母はいつも暗い顔をしていた。成績優秀だった私は家族のムードメーカーだったが、学校では優秀さを妬まれていじめにあっていた。医学部を目指したかったが、経済的な理由もあり、両親の意向で断念した。アルバイトをしながら大学に通っていたが、彼から「太った」と言われて、下剤の乱用や嘔吐をするようになった。嘔吐をするといろんな怒りを忘れることができた。ひどいときは

一日中過食嘔吐していた。精神科にかかると抗うつ薬や安定剤がもらえた。薬を飲むと何も考えないでいられたので、あっという間に乱用するようになった。ウソをついて何カ所かの医者から処方をもらったこともあったし、患者仲間からもらったこともあった。そのうち、「やせ薬」といわれて覚せい剤にも手を出すようになった。気持ちが不安定になり、周りから人が離れて行った。寂しさやいろんなストレスが溜まると万引きをするようになった。物を盗むと気持ちがすっとした。盗むものは何でもよかったけれど、食べ物だったり、化粧品や洋服を盗むこともあった。捕まって「もうヤバいな」と思ったけど、釈放されたその足で万引きをしていた。

周りとズレを感じていた
（自傷行為、摂食障害、クレプトマニア、薬物依存）

　何となく遊び半分で手首を切るようになったのは中学生のころだった。言葉にできない、友人や世の中に対するズレのようなものを感じ始めたのもそのころだった。

　ダイエットにはまって、拒食から過食嘔吐になって、食費が気になるようになった。「どうせ吐くのに、お金を使うなんてばからしい」そう思って万引きするようになった。そのうちに盗むものは食べ物だけではなくなり、日用品も盗むようになった。いつまでこんな生活をするんだろう、と思いながらもやめられなかった。悩むことも多くなり、医師からうつの薬をもらうと、あっという間に乱用になった。「眠れない、うつっぽい」「前この薬をもらったら効いた」と言えば、医師は好きな薬を出してくれるので、薬を集めるのは簡単だった。それでも足りなくて、シラフになるのが怖くて、行きずりの外国人から勧められるままにいろんな薬を使うようになった。

※赤城高原ホスピタルのホームページには多くの当事者の声が掲載されています。「G. 複合するアディクション問題」で紹介した事例は赤城高原ホスピタルでの筆者の臨床経験をもとに、ホームページに掲載されている「声」を参考にし、個人が特定されないように創作したものです。

【参考】
赤城高原ホスピタルホームページ　http://www2.wind.ne.jp/Akagi-kohgen-HP/

第2章

アディクションを知る

A　アディクションとは

　アディクション（addiction）とは、ある特定の物質・行為・行動・人間関係にのめり込み、いわゆる"ハマり込む"状態に陥ることを指します。快感や刺激（報酬効果）を求めるために、さまざまな有害な問題が生じているにもかかわらず、特定の対象・行為を遂行もしくは継続しようとし、正常なコントロールができなくなっていきます。このアディクションが依存症や障害へと発展していきます。また、アディクションは次々と問題を引き起こし、家族をはじめ、本人を支える人々を巻き込みながら深刻化していきます。そして、本人や家族は精神的・経済的に追い込まれていき、社会的信用の失墜や生活の破綻に陥り、最終的には精神的・身体的疾患を患いながら死へといざなわれていきます。

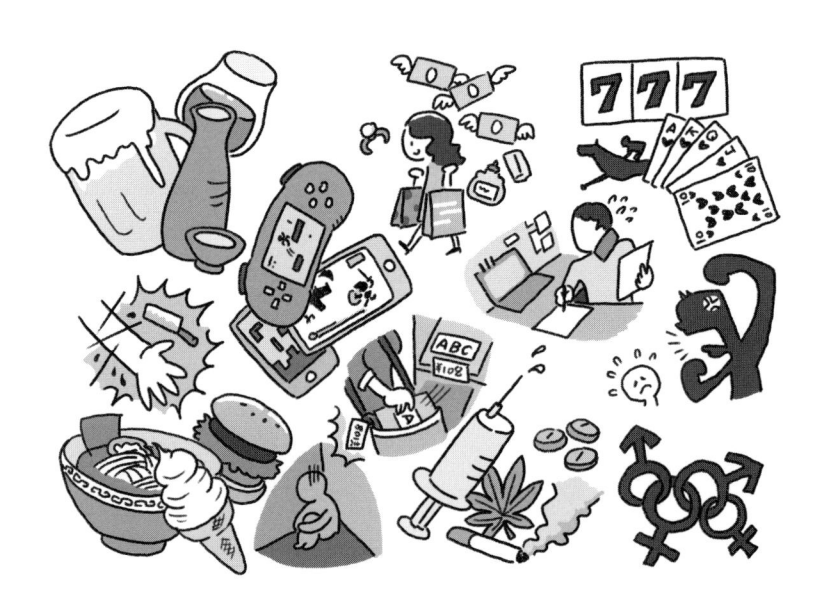

B アディクションの特徴

　人は生活につまずいたりストレスを抱えたり、イライラしたり、落ち込んだりすることがあります。このとき例えば、そのストレス解消法としてアルコールを選んだとします。アルコールの摂取により一時的な高揚感や解放感を体験します。さっぱりしたような感覚と楽になったような気分を覚えていきます。そして寝酒をたしなみ、ゆっくりぐっすりと眠れた体験を得られれば、アルコールは悪いものではなく、「自分にとってよいもの」として習慣的に繰り返し行うようになっていきます。

　このような状態に入り込んでいくプロセスには、脳の中で麻薬のような快感をいざなう物質（β-エンドルフィン・ドパミン）が関係します。気持ちがよいと気分が高揚し、幸福感となって、今よりも「もっと多くの刺激」を求めるようになります。

　例えばアルコールは繰り返し摂取することで、耐性（酒に強くなっていく）がついてくるため、快感や興奮、そしてさらなる刺激を得るために、頻度や量が増加していきます。アルコールが使えない人はギャンブルや薬物などのその他の「物質」「行為」「行動」「人間関係」における高揚感や開放感を求めていきます。これは誰でも持ち合わせているものですが、コントロールが可能な範囲で楽しめる人と、のめり込みその後コントロールが効かなくなる人がおり、後者が依存の特徴となります。そしてそれはギャンブルであったり、薬物であったり、生活のなかに溶け込み始めて進行していきます。

　本節ではこのようなアディクションの特徴について簡単にまとめていきます。そのなかでとくに重要な事柄については次節以降に詳述していきます。

うまみ（快感：報酬効果）や達成感と多幸感の追求 …………

　本人にとってアディクションの始まりは「うまみ（報酬効果）」の追求となります。その人の興味や関心から始まったものや事柄の「うまみ」が、徐々にエスカレートさせていきます。つまり、自分に合ったものを追い求めて満足や興奮・快感を得るようになっていくのです。

　アディクションは生活のなかに潜み、やがて感覚や価値観を麻痺させていく構造をもちます。たとえトラブルや借金に発展しても、違法なものに手を出しても、感覚に麻痺が生じ価値観すら変えてしまうという状態を引き起こします。そして「もうまずい…」と感じたとしてもさらに求めようとする思考や行動となって、ついにはそれがないと生きられなくなってしまいます。また取り上げられると自分自身ではないような気持ちにもなってしまいます。

　一方で快感や刺激を求めないアディクションとして「ひきこもり」があげられます。ひきこもりの詳細は後述しますが、対人関係を遮断しもっと深みに入り込み抜け出せなくなる点やひきこもりを継続するために他人をコントロールしようとする点、そして、やめたくてもやめられない状態でのジレンマに陥り、専門職の介入を拒む点など、他のアディクションと共通している特徴となります。また、アルコール依存症の末期も多幸感は得られなくなります。末期ではアルコールが常に体内に入っている状態となり、アルコールが消退すると離脱症状が出現するため、多幸感がなくてもアルコールを摂取し続けるのです。

アディクションの分類 ……………………………………………

　アディクションは医学的な診断基準によって「病気」として位置づけられているものや「障害」として位置づけられているものだけでなく、病気と障害が重なり合っているものも多く存在します（**図2-1，表2-1**）。

　そしてそのなかには、ダメなものであることを知りつつもやってしまう違法なものも含まれています。

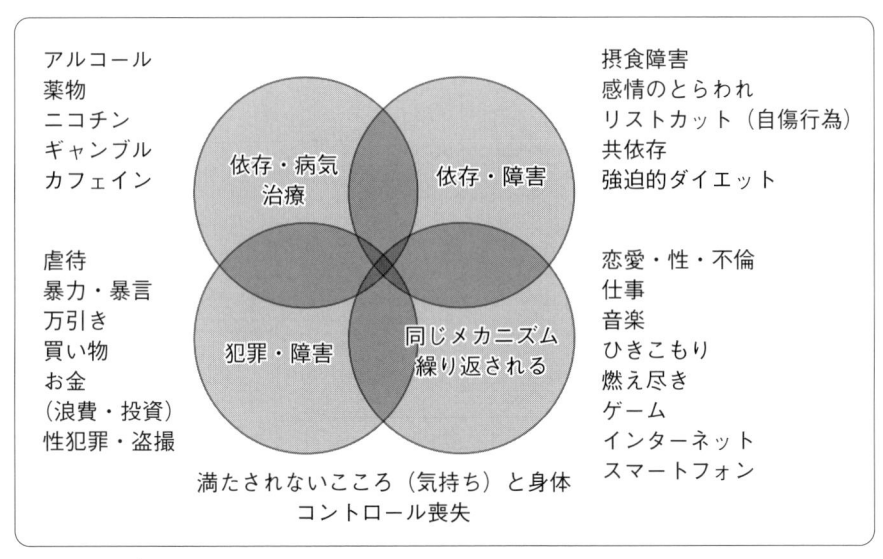

図2-1　アディクションの枠組み

表2-1　アディクションの一般的な種類と分類

種　類	内　容	その対象
物質を求めるアディクション	特定の物質を摂取し続ける行為	アルコール、たばこ、薬物カフェイン、摂食障害
過程を求めるアディクション	特定の行為・過程に強いこだわりをもつ	ギャンブル、買い物、繰り返される暴力、性的逸脱行為、仕事、ゲーム、インターネット、万引き、摂食障害
関係性のアディクション	特定の人間関係に強いこだわりを持つ	共依存、恋愛
クロス・アディクション重複しているアディクション	同時に複数（重複した）アディクション問題を対象に強いこだわりをもつまたアディクションが他の問題へ移行する	アルコールからギャンブルへ、または他の対象に移行することや、摂食障害やリストカットなど複数を抱えるまた、感情のとらわれとも関連し、心配が怒りや不安・ネガティブな感情を引き起こす
その他のアディクション	アディクションのメカニズムと共通する特徴をもつ	ひきこもり、燃え尽き

█ アディクションの進行と回復 ··

　アディクションは、なかなかやめられず繰り返され、時には「薬でダメなら酒でいいのか」「酒でなければ何でもいいのか」「法に触れなければいいのか」などの理由づけをしながら進行していくものもあります。この理由づけは再発（スリップ）する際にも使われます。

　回復に至るプロセスにおいてはスリップを繰り返しながら回復に向かう場合や入院治療や回復のための施設利用などをきっかけにして、自らのアディクションを見つめることができ、回復につながっていく場合があります。

█ アディクション問題と成育歴 ··

　アディクション問題にかかわる場合、重要なカギとなるものに、「その人がどのように育ってきたのか」「どうやって生きてきたのか」があります。生きてきた環境も大きく関与し影響を与えています。子どものころの親を見て育った経験や家族から受けた体験が、自分が大人になったときに家族に対する同様の行為や関係を生み、やがてアディクションへの「のめり込み」をつくり出すことがあります。親のアディクション問題が世代を超えて伝播していくことも一つの特徴といえます。

█ 変化していく価値観 ··

　アディクションのメカニズムの共通している部分として、対象に対して以下のような進行をたどることがあげられます。

『欲求』➡『興奮や快感・効果の期待』➡『その結果』➡『さらなる欲求』へ

『興奮や快感の効果の期待が満たされない』➡『さらなる欲求』➡『満たされるまで続けたい』と追い求め続ける

つまり、効果や結果という満足が得られたとしても次の満足を求めていき、そこでその満足が得られなければ、さらに「うまみの追求」がしたくなり、一方で「こだわり」に結びついていきます。「満足とそのものに対するこだわり」が進行とともに泥沼化していくプロセスをたどると価値観も変化し、自分の「自己満足」の追求という「価値観」しかなくなってしまいます。

中毒と依存症の違い

　古くからアルコール依存症は「アルコール中毒」（通称、アル中）と呼ばれていました。ここでは、中毒と依存の違いについて解説します。

　まず、中毒は「毒に中（あた）る」ということを意味しており、急性中毒や慢性中毒を指します。例えば、急性中毒のなかで代表的な食中毒は原因菌を食品とともに摂取することによって、腹痛、下痢、嘔吐、発熱などの症状が出現し、苦しい体験をします。つまり、摂取の「結果」として好ましくない影響を受けたということになります。この苦しい体験によってその食品を拒むようになったり、二度と好んでは食べようとはしなくなります。

　一方で、「依存」は自らがその物質・行為・行動により高揚感や開放感、あるいは人間関係における自分の存在の優位性を求めていきます。つまり、物質の摂取・行為・行動をした「結果」として、好ましい影響を受けたことになります。そのため、それらは徐々にエスカレートしていきます。

　addictionという言葉が中毒と訳された背景として、諸説あるようですが、「癖になる」→「病みつき」→「やめられない」→「中毒性がある」という流れからと考えられています。

 **アディクションの基盤となるもの**

満たされたい欲求 ··

　人によってさまざまですが、その人にとっての「うまみ：報酬効果」を得る体験があります。

　アディクションの基盤とはこころの根底にある「楽しみたい」「快楽・興奮」「満たされたい」という欲求です。その欲求はしだいに強くなっていき、最後はその対象となるものだけしか考えられなくなってしまうというような進行をしていきます。そのような状態の継続を可能とする背景には「時間」「人」「金」の3つの要素があります（**図2-2**）。

1. 時間（それらを維持する時間）

　アディクションを遂行するためにはそれに要する時間が必要となってきます。アディクションが進行していくと時間をつくるためにウソが多くなったり、理由づけをするようになります。例えば、仕事など無理な調整を希望したり、自分の都合に合わせた調整をしたりして時間をつくろうとしていくようになります。

2. 人（支える人の存在）

　アディクションの遂行を支えている人々の存在があります。その人はイネイブラー（enabler：力を与える人や支える人の意味）と呼ばれています。

　イネイブラーとは、社会福祉の言葉でいうと「障がいのある方の生活を（障害があってもよりよく暮らせるように）支え、地域での生活を可能にする役割」を意味します。本来は支援においてとても大切な言葉となります。しかし、アディクション分野においては逆の意味をもってしまいます。「障がいのある方の…」という言葉を入れ替えてみると、「アルコールや薬物に問題のある方の生活を（問題があってもよりよく暮らせるように）支え、地域での生活を可能にする役割」となります。

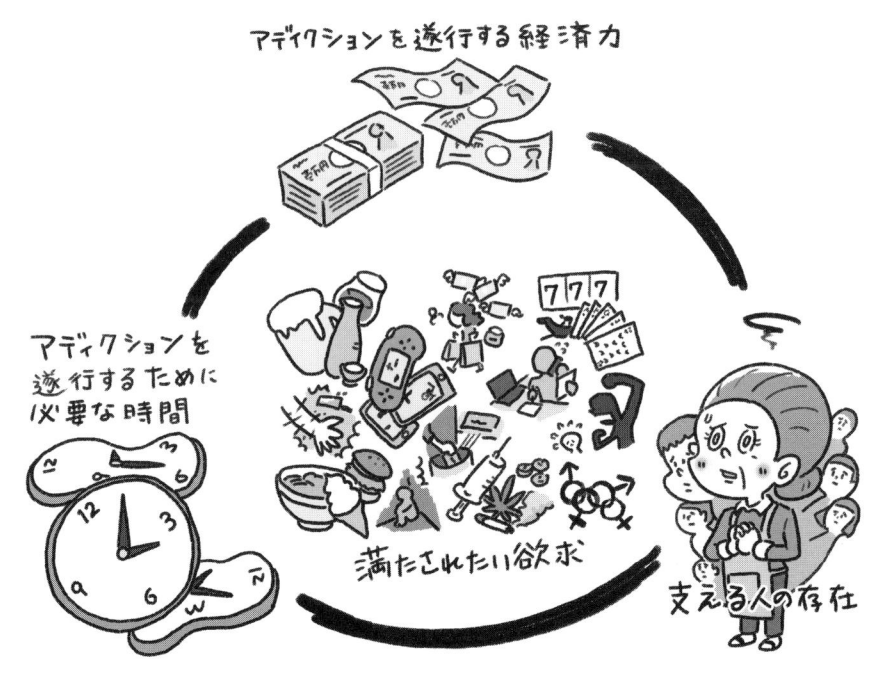

図2-2　アディクションを支えるための要素

　つまり、たとえ相手の問題を解決しようと努力したとしても、結果的には、アディクションの遂行を支え、助長してしまうという意味になってしまうのです。何の悪気はなく「その人にとってよい方向になるように…」と願いお金の都合をつけたり、立ち直ってもらおうと「借金やトラブルがなかったかのように」努力したりする家族や友人、上司や同僚の存在がこれにあたります。

　なお、イネイブラーのなかには、アディクションを理解していない専門職の人々も含まれてしまう場合があることも理解してほしい点です。

3.　金（経済力）

　金（経済力）はアディクションの遂行には重要なものとなります。ここでいう「経済力」には本人の経済力と結果的にアディクションを支える経済力が含まれます。アルコール・ギャンブル・薬物・買い物などすべてに金が関係します。ある程度の年齢になると経済力もでてくるので、アディクションの進行をさらに加

速させます。

　アディクションの特徴は徐々に社会的な問題や人間関係の問題を引き起こしながら進行していくことですが、借金などの発生や失業により徐々にアディクションの遂行が困難となり始めます。その問題やトラブルを解決するために、そのイネイブラーが必要となり、イネイブラーによってさらなるアディクションの遂行が可能となってしまいます。例えば、夫の借金返済のためや生活を支えていくために妻が仕事を増やしたり、あるいは給料のいいところへ転職することで家族を支えていくことがあげられます。イネイブラーの存在は、結果的にアディクションを助長してしまいます。しかし、生活のためにそうせざるを得なかった始まりがあり、病気や障害があることには気づかずに努力をして解決しようとした結果でもあります。

アディクションを抱える人の心理面 ……………………………

　図2-3のように、アディクションを抱える人々の内面にはさまざまな葛藤が生じています。そのなかで自分自身にある「プライドと恥」が専門的な介入や回復を妨げる大きな要因となっています。

　恥を抱える人の例としてサン＝テグジュペリの「星の王子さま」をあげます。呑ん兵衛との出会いの場面で、立ち並んだ空瓶とまだ満杯の瓶を前にしている黙って座り込んでいる呑ん兵衛に対して「なぜ呑んでいるの？」と王子さまが問う場面があります[1]。

　「恥ずかしい気持ちを忘れるためさ」と呑ん兵衛はうなだれて告白した。「何が恥ずかしいの？」と王子さまは、彼を救い出そうと問い続けた。「酒を呑むのが恥ずかしいんだよ！」と呑ん兵衛は言ったっきり、沈黙の中に閉じこもってしまった。

1）サン＝テグジュペリ著，三野博司訳：星の王子さま，論創社，2005，pp60-61.

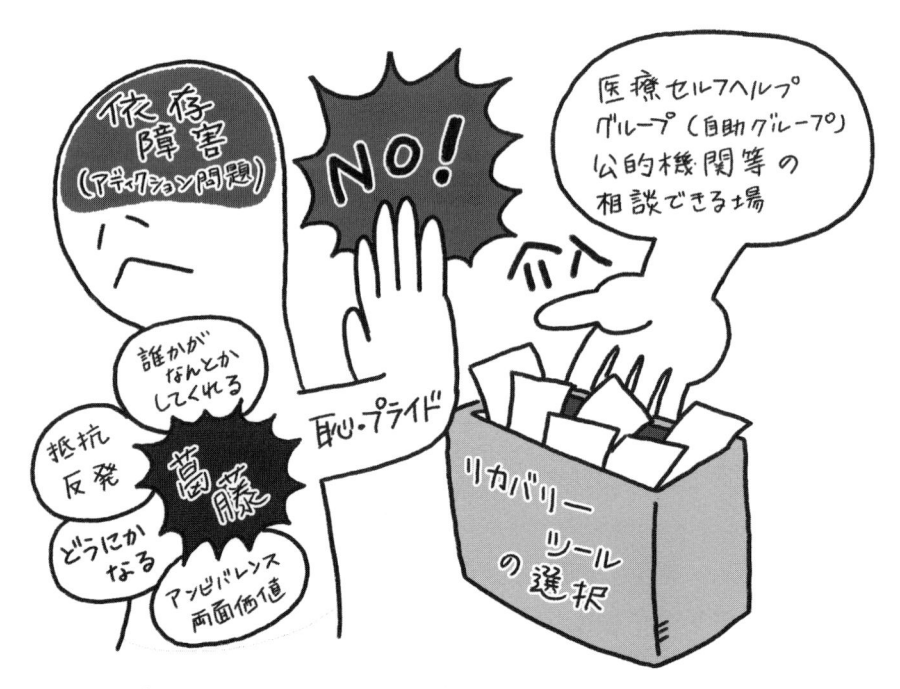

図2-3　アディクション問題を抱える人の心理

否認の構造 ···

　アディクションが進行し「問題」が生じている状況でもそれを求め続け、報酬効果を維持しようと努力を続けてしまいます。そのために自分の問題を認めない「否認の構造」を構築していきます。

　否認とは、自分にとって都合の悪いことや知っていながら隠していることです。アルコール依存症などは、「否認し続ける病」ともいわれています。事実を認めたくない心理は誰にでもありますが、とくにアディクション問題においては「否認」が介入の妨げになります。

　本人は自分の問題に気づいてはいますが、その問題を認めたくないために防衛的思考が強く出てしまいます。なぜならその対象にハマっていないと自分を保てない状態にあるため、問題を認めることでその対象が「奪われるかもしれない」

表2-2　アルコール関連問題をもつ人の主張と防衛的思考

	主　張	防衛的思考
「飲み過ぎだ！」だって？	そんなに量は飲んでいない いや、（酒臭くても）飲んでない	認めたくない・認められない「否認」の始まり
飲むには理由があるの！	オレを理解しない職場が悪い 仕事がうまくいかないからだ 妻だってオレを理解していない	飲酒の問題としてではなく飲む理由にすり替えて「合理化」
自分の酒は正しいんだ	仕事で飲む酒の何が悪い オレより世の中のヤツのほうがいっぱい飲んでいる 誰にも迷惑をかけていないし、酒では困っていない	飲酒の問題を「過小評価」し、飲酒が優先される
アルコール依存っていうのはさ…	仕事をしていないヤツのことをいう オレよりあいつのほうがひどいアル中だ いや、オレは絶対に違う。だってなぁ…	一般的なイメージや考えとすり替えて「正当化」
口出しするな！	オレが稼いできている金だ 何の文句も言わせない うるさい！　お前がうるさいからだ！ ガタガタ言うな！　この野郎！	相手を傷つける言動や行動となる「攻撃」によって問題をそらす
何とかなるし、してくれる	（相手がどう思っているかが考えられず）ちょっとくらいの借金は、誰かが何とかしてくれる。妻もいるし母親もいるし、上司や同僚も貸してくれる	後始末が可能と考える

「取り上げられるかもしれない」と思うからです。そのため自己弁護や自己防衛が始まります（**表2-2**）。

　アディクション問題には、いまだ誤解と偏見が根強くあり「意志の問題」ともいわれることもありますが、それも否認を強める要因となります。また、アディクション問題を抱える人が適切な医療やセルフヘルプグループに結びつくまでには、本来時間を要し、専門職の介入が必要となるのですが、切迫した状況にある家族や早期の治療や支援が必要だと考える援助者は、すぐに専門病院への入院やセルフヘルプグループへの参加に結びつけようと努力してしまいます。しかし、その行為も「否認」をより強くしてしまうのです。

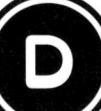

アディクション問題の進行

アディクション問題の多くは、時間をかけゆっくりと、時には加速しながら、らせん状に落ちるような状況で進行していきます。そして問題の発生から解決までに、本人も家族もたくさんの困難を乗り越えて生きていきます。

その道程には明確なステージが存在しているわけではありません。しかし、らせん状に進行し深刻化していく道程をある程度カテゴリー化したうえでステージに分けることは可能だと考えました（**表2-3**）。表2-3は進行を決めつけるものではなく、多くの人々が経験したことを中心に整理しています。

1st Stage「出合いと始まり」

アルコールや薬物という物（物質）、ギャンブルという行為（プロセス）、人との関係などとの出合いがあり、そこに「うまみ」という報酬効果を得ます。快感や達成感そして高揚感を体験することによって、ストレスや人間関係のつらさからの解放を求め、自分への癒やしやいわゆる「自己治療」のようにこれらの使用を始めるようになります[2]。

2nd Stage「価値観の変化とその麻痺」

自分への癒やしや自己治療として効果的であることが体感されると、次の効果と期待を求めるようにエスカレートしていきます。そして徐々に日常化し、生活の一部となり、満たされるために金と時間を使い達成感を得ます。そして、それらを継続するために、金銭感覚やその価値観の変化が出現します。家族や周りの

---

2) 作村道夫，吉岡隆編：窃盗症 クレプトマニア；その理解と支援，中央法規出版，2018，p111.

表2-3　アディクションの進行

1st Stage 出合いと始まり （コントロール可能な状態）	• アディクションの対象となるものとの出合い • 楽しむことで快感や高揚感との出合い • 達成感とハマることとの出合い • 満たされることとの出合い • 時には失敗との出合い • ビギナーズラックやラッキーなどのうまみとの出合い • 次への期待
2nd Stage 価値観の変化とその麻痺	• アディクションの日常化 • 金銭感覚やそれに対する価値が変化し始める • 優先順位が変化し、健康な判断力も麻痺が始まる • 人からの注意や警告をあえて無視する • 指摘されたことに対して無視したり怒ったり、またはパワー（暴言や暴力）で抑制する • 自分に問題があることをみないようにする • 自分に問題があるとわかっていても認めないという「否認」が始まる
3rd Stage 感情の変化とその麻痺	• アディクションが生活の中心となる • 防衛的思考というディフェンスメカニズムが働き、不快な緊張感や不安から身を守り心理的安定を得るために、受け入れ難い状況から逃避するようになる • 理由づけによる弁解・ウソが日常的となる。ウソにウソを重ねる • 人間関係（信頼関係）に影響が出始める • 手を出してはいけない金に手をつける • 借金やサラ金・クレジットが返済可能な範囲を超える • アディクションを自分だけでコントロールしようと努力してみるが、効果が得られつつもマイナスの要因が強くなる • 時にはコントロールが可能なようにとらえてしまい錯覚を起こしてしまう
Final Stage 状況判断の変化とその麻痺	• その場（家・会社）からの遁走・犯罪・解雇・失業・社会的地位の失墜 • 人間関係の破綻・多額の負債・経済的破綻・自暴自棄な生活に陥り返済が不可能となる • 家族とのコミュニケーションがなくなり、相手に対して恨みや憎しみの感情となる • 家族の混乱と疲労困憊 • 何をしてでも手に入れよう（続けよう）と満たされることを求め、完全なコントロール障害に陥る • どうにもならなくなりながらも続けようとする • 追い詰められ死を考えるようになる

人は「少しやり過ぎていない？」と注意や警告を示すようになります。心地よい自分への治療が断たれることを嫌い、自分に問題が発生しても見ようとはしなくなります。自分は人が言うほどそんなにハマってはいないと認めようとしなくなり、そのために問題が深刻化していくことになります。

3rd Stage「感情の変化とその麻痺」……………………………

　アディクションが生活の一部から生活の中心となり、認めようとしない「否認」が強く押し出されるようになります。深刻化したアディクションを続けるために、ウソをつき、家庭内での信用も失っていきます。さらに自分が使える金も厳しくなり、消費者金融や任意保険・銀行から借り入れをし、返済可能な額を超えていても返せるものだと思い込むようになります。そして、パートナーや子どもたちが悲しんでいることも自分の問題とは受け取ることができなくなってしまいます。

Final Stage「状況判断の変化とその麻痺」…………………………

　今、何が問題であるかの整理がつかなくなり、借金であれば返済不能に陥ります。「こうなったのはあいつのせいだ！」と恨みの対象を家族に転嫁したりしながらアディクションの継続のみにとらわれていきます。そして人間関係にも影響を及ぼし友人が一人二人と減り、事件・事故・トラブルで会社での信用も失うなど、社会的地位も失ってしまいます。生活が破綻寸前になっていても気がつかずに、それでも「何とかなる」と考えてしまい、他罰的に生きてしまいます。対象となるアディクションへののめり込みも深刻化してしまいます。

アディクションの種類

アルコール ･･･

　アルコール関連問題はとても古くから存在していました。しかし、アルコール関連問題に対して人々は寛容で、酩酊し大声を出してもけんかになっても「ちょっと飲み過ぎ」「酒の席でのことだから」とすまされてきました。肝臓を壊したとしても「酒の量を控えるように」という程度の対応がなされていました。

　現在でもアルコール関連問題は、40〜50歳の働き盛りの男性に多くみられますが、近年では、子ども（未成年）や女性、高齢者に至るまでさまざまな年齢に広がりをみせています。

　酒は手軽に買えてしまうため、多くの未成年者が飲酒体験をしています。親から勧められたり、友達同士の好奇心から始めてみたりときっかけはさまざまです。しかし、未成年者の飲酒は心身の発達（知性や理性）にダメージを与え、それは記憶力や想像力にまでも影響を及ぼします。

　高齢者の場合には、定年退職後、毎日が休みの状態になると、時間に区切りがなくなってしまい、朝や昼間から飲酒することで内科的な臓器の障害も起こしやすくなります。また、生きがいの喪失、孤独感から飲酒を始めアルコール依存に陥ってしまうケースがあります。

　女性の場合は、飲酒をする習慣がなかった人が、ちょっとした一杯の酒がこころを楽にしてくれたという体験から昼の酒に続いて晩酌と酒の切れ間が少なくなりアルコール依存に陥ってしまうことがあります。女性は女性ホルモンの関係で男性よりも酒に弱い体質であり、アルコールの影響を受けやすいといわれ、早期にアルコール依存症になりやすい傾向があります。

　古くからアルコールの問題があったにもかかわらず、「病気」であることの情報や知識はまだ不足しているのが現状です。そして、いまだにやまない「イッキ飲み」は宴会にみられる光景となっています。場の雰囲気を盛り上げるようにみえるこの「イッキ飲み」がもっとも危険であり、体内のアルコール血中濃度も

"イッキ"に上昇させ、「酔い」が加速し、倒れるまで飲むようなことになってしまいます。そして、脳や身体に与える影響は最悪「死に至る」ことになるという情報は十分に知られていません。

　アルコール関連問題は、さまざまな生活の背景のなかに潜んでいます。さらには人それぞれにアルコール関連問題のイメージもまちまちです。仕事上のストレスからの解放や家族との死別などの喪失感、心理的な負担などの不愉快な思いからいわゆるヤケ酒を飲むという日常的なことに対しても、アルコールという薬物が体内で作用していることを忘れてはなりません。

1.　アルコールがもたらす疾患

　アルコールがもたらす疾患として精神科領域ではアルコールによるうつ状態やうつ病の悪化があります。

　内科的疾患で代表的なものとして、肝臓疾患、食道、胃・十二指腸（潰瘍）などの消化器疾患、膵臓からくる糖尿病、心疾患、高血圧などがあげられます。時に肺結核や脳へのダメージから脳萎縮などが発見される場合もあります。アルコール関連問題と内科的疾患は合併している場合が多く、依存症治療だけでなく健康管理の面からのフォローも必要となります。逆にアルコール関連問題よりも内科的な疾患が表面化している場合、表面化された内科的疾患の治療が優先され、飲酒の量やパターンは変わらないまま経過していることがあります。内科的疾患だけを治療するのではなく、根本にあるアルコール関連問題に目を向ける必要があります。

　外科的疾患では酔ったうえでの転倒による頭部外傷があげられます。また転倒により、骨折・捻挫・打撲・擦過傷など治療を要する場合もあります。

2.　アルコールがもたらす社会的問題

　飲酒によって周囲の信頼を失うことがあります。また、交通事故の可能性が高くなる飲酒運転や「酔い」によるけんかや傷害事件など他人・家族に影響が及ぶ場合があります。

　職場においては、二日酔いや急な欠勤、遅刻または早退があり、作業効率の低下やミスが目立つようになります。すると、上司からの注意なども多くなり、そ

れが不満やストレスとなり、飲酒が繰り返されることとなります。

　経済的問題としては、飲酒にまつわる欠勤が続くことで、収入の減少、退職（失業）や解雇となるといった生活困難が生じ、無銭飲食や強盗、放火、殺人などの違法な行為や事件に発展することもあります。

3.　アルコールがもたらす家族への影響

　生活に潜むアルコール関連問題は、家族に対して強い影響をもたらします。アルコール依存症は、2、3日でなるものではなく、年月をかけて進行していくものです。この間、子どもたちは成長していきます。飲酒による家族内のトラブルやけんか、普通の父親が酒を飲むと豹変する姿・態度・言葉を目のあたりにして、子どもたちは何を信じていいのかわからなくなります。

4.　アルコールは薬物であること

　一般的に多くの人々は「興奮作用」と勘違いしていますが、アルコールは薬物として「中枢神経の抑制作用」があります。飲酒によって大脳の新皮質（人の理性をつかさどる）の働きが抑制されることで、緊張が溶けたように感じ、リラックスした感覚をもたらし、話も弾み、笑いも多くなり、楽しい時間となります。それはアルコールがもたらす薬理作用です。

　さらに飲酒量が増えると大脳が麻痺を始め、感情の表現も大きくなり、悩みが消えたようにも感じていきます（本当はその悩みやストレスをグラスに溶かして飲んでいるようなもので、結局悩みは消えてはいないのですが…）。アルコールは大脳の麻痺を進行させ「酔い」を起こします。いわゆる「酔った勢い」といったことになってしまうのです。そして、小脳まで麻痺が進めば足のふらつき（千鳥足：運動失調）となります。さらに脳幹の麻痺となれば、揺り動かしても動かず、呼吸中枢まで麻痺が及ぶと死に至ることもあります（**図2-4**）。

　脳への影響で危険なのは、「ブラックアウト」の出現です。「ブラックアウト」とは、脳の記憶の中枢となる海馬が麻痺し現状の記憶ができなくなる状態です。「あの後の記憶がない」「まったく覚えていない」「記憶が飛んでしまった」ということなどが出現することをいいます。

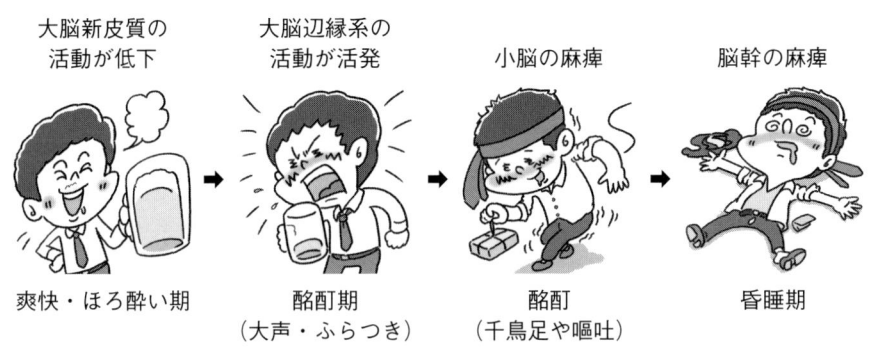

| 大脳新皮質の活動が低下 | 大脳辺縁系の活動が活発 | 小脳の麻痺 | 脳幹の麻痺 |

爽快・ほろ酔い期 / 酩酊期（大声・ふらつき） / 酩酊（千鳥足や嘔吐） / 昏睡期

図2-4　酔いの進行

5. 精神依存と身体依存

　アルコール依存症には「精神依存」と「身体依存」があります。

　精神依存とは、飲酒によって得られる「酔い」という効果（快感）があり、繰り返される飲酒によって習慣化されることです。しだいに飲酒による報酬効果を求めるようになり、飲酒への強迫的な欲求が生じてきます。本人の自覚がないままアルコールの摂取が続けられ、精神依存が形成されていきます。そして、飲酒を求めるあまり家の中を探したり、わざわざ買いに行ったりとアルコールの確保に努力するようになります。これがいわゆる「薬物探索行動」で、アルコールを切らさないようにする行動も含まれます。

　身体依存は、アルコールの摂取が中断される（切れる）と出現する離脱症状（発熱・発汗・イライラ・手のふるえ）によって診断されます。つまり、アルコールが体内にあって身体が動いており、そのアルコールが体内から抜けて血中濃度が低下することで、自律神経系が興奮状態となり離脱症状が出現します（表2-4）。

　初期の小離脱症状の出現により、飲酒欲求が高まると同時に不安に陥り、頭の中はアルコールのことばかりになり、どうしてもアルコールを摂取（体内）しなくてはならない状態となります。

　こころと身体が求めていくことでやめられないという悪循環を繰り返して進行していきます。

　一般的にアルコールの問題は「酒好きの飲み過ぎ」「意志の問題」と言われてしまいます。アルコール依存症はこのメカニズムによって、ウソをついて飲んだ

表2-4　アルコール離脱症候群

小離脱症状（5〜10時間後）	小刻みな手のふるえ（振戦）、動悸、発熱、発汗（寝汗）、不眠、イライラ、落ち込み、こむらがえりが出現
中離脱症状（48時間以内）	アルコール離脱けいれん発作、アルコール幻覚症（昆虫や小動物の幻視など）の出現
離脱症状（72〜96時間）	振戦せん妄（振戦を伴う意識障害）の出現

り、隠れて・隠して飲んだり、酒が最優先の生活になってしまうのです。やめようと思っても、コントロールしようとしても本人はさまざまな症状に苦しめられているのも事実です。

6. アルコールの乱用

　アルコールを多飲し乱用することによって、アルコールがもつ「酔い」という薬理作用を呼び起こしてしまいます。その「酔い」によってブラックアウトが出現したり、理性を失った行動をとってしまったりすることがあります。つまり、やってはいけないルールがわかっていても、「酔い」によって理性が麻痺し、「少しくらいなら」「それくらい大丈夫だろう」となって行動を起こしてしまい、結果として事件や事故になり得るのです。

　「飲酒運転」は絶対にやってはいけないということは誰もが理解し、常識となっていますが、このやってはいけないという人の理性が「酔い」によって麻痺し、状況の判断がにぶり「今日は大丈夫だろう」「少しくらいの運転なら…」となってしまうのです。

　アルコール乱用に至るきっかけとして、地震などの災害によって大切な家族や友人、財産を失ってきたというような大きな喪失によるこころの傷やストレスがあります。

　例えば災害や喪失等によるトラウマを打ち消すかのようにアルコールを用いることで、家庭での役割が果たせず、社会生活のうえで仕事などへの大きな障害がありながらも飲酒を続けているとします。たとえ継続がある場合でも、アルコール依存症ではない場合は、一過性の「乱用」となります。

　かかわる側として「依存症」という診断があろうと「乱用」であろうと、その

人にアルコール関連問題がある場合やアルコール関連問題に困っている人の存在がある場合は、その相談に応じ必要によっては介入することが求められます。そのためには、アルコール関連問題の知識をもち支援にあたることが前提となります。

■ 薬　物 ·····························

　薬物の問題というと、法律で禁止されている薬物となる覚せい剤や大麻が主流と思われるでしょうが、現在は市販や処方される睡眠薬や鎮痛薬、精神安定薬（抗精神病薬を含む）も対象となります。

　薬物に期待する効果としては多幸感、爽快感、興奮、酩酊、幻覚といった「気分を変える」ことがあります。一方で自律神経系にも影響を及ぼし、体温調整などが効かなくなることもあります。使用する量によっては死につながる危険性があります。

　中枢神経抑制作用がある薬物は、脳を麻痺させて気分を鎮めたり重い感じにさせて眠らせたりする効果があります。アルコール、モルヒネ、睡眠薬、精神安定薬、咳止め薬、シンナー、マリファナ、アヘン系麻薬（ヘロイン）などがあげられます。興奮作用がある薬物は、脳を刺激させ興奮させる効果があります。コカイン、覚せい剤、たばこ（ニコチン）、咳止め薬などがあげられます。

　幻覚作用がある薬物は、音楽などが聞こえたり、現実にはないものが見えたりする効果があります。LSD、シンナー、マリファナ、などがそれにあたります。

　薬物の乱用には近年問題となった危険ドラッグがあります。またシンナー、覚せい剤、ヘロイン、コカイン、大麻、MDMA、LSDなどはそれぞれの通称や俗称によって姿や薬理成分を変えて身近に潜んでいます。

　薬物は依存性が高く、法的に禁止されている薬物使用は再犯率も高いとされています。また幻覚や被害妄想など精神症状が現れるほか、いったん症状が治まったとしても何らかのストレスや不眠などの刺激から突然症状が再燃する「フラッシュバック」（自然再燃）が出現します。

■ ギャンブル・買い物・仕事 ……………………………………………

　物質の使用以外のアディクションとして、行動のプロセスへのアディクションがあります。例えば、ギャンブル、仕事、買い物、仮想通貨への投資などがあります。これらは特定の行動に対して没頭し、のめり込むことで高揚感や達成感を得、逃れたい気分からの解放を求めて、その行動が習慣化していきます。

1.　ギャンブル

　ギャンブルでは「勝負」の興奮と「勝つ」快感という、日常生活にはないものが得られます。当たりがあると成功をつかんだかのように思え、この興奮と快感が、さらに勝つことへのこだわりとなりギャンブルの回数やつぎこむ金を増加させます。また、「勝って取り返す」という思いからコントロールが効かなくなり、給料やボーナスで調整できる範囲を超える多額な借金を背負ってもなお、ギャンブルを続けていきます。たとえ家庭内がギクシャクしたとしても、仕事への支障をきたしたとしても、ほんの少し借りるだけという気持ちで手をつけてはいけない会社や他人の金に手を出したりしながらギャンブルを続けて、やめられない状態となります。

　仮想通貨への投資もギャンブルと同じプロセスを経ます。少額の投資から上がり下がりを見つつ再購入し一喜一憂しながらも「ハイな感覚」「興奮と快感」を繰り返し求めていきます。暴落を体験して、これをやめようと考えたとしても同時に不安や再度取り戻さなければならないという強迫観念にとらわれ、投資を続けることで多額な借金を背負っている状態となっていきます。

2.　買い物（クレジットカード）

　買い物をすることに高揚感と満足が伴います。そして、(高価なものなどを)「買う」という行為に満足を得ます。例えば、ある人は正月の「福袋」が大好きで、多くの店から福袋を購入し多額の金をつぎ込みます。その高揚感は普段の生活にはない味わいとなり、身につけない洋服や靴が入ったその福袋は部屋の隅に積み重ねられたまま使用しない状態となっていたといいます。店で得た高揚感と満足感が自宅に着くころには冷めてしまい、カードの返済と後悔がつきまとった体験

をしていたようです。このように高揚感と後悔、そしてカードの返済から抜け出せない悪循環こそがアディクションとなります。

　家族は浪費に対して、管理をし始めます。しかし、現金がなければカードで購入し、家族がカードを管理すれば、本人は審査の緩いカード会社での借り入れによって一時的に返済を免れます。表面上はきちんとやりくりをしているようにみえますが、膨らんでいく借金に目を向けなくなっていき、その場しのぎの対応しかできなくなり八方塞がりとなった結果、家族が巻き込まれてしまいます。

3.　仕　事

　仕事で評価を受けることでその人自身の価値をつくり上げていきます。仕事をこなすことが自分の存在価値であると考え、「仕事」という名を借りて家族との時間や生活を犠牲にしていながらも、仕事の量や費やす時間を減らすことができません。ギャンブル依存と共通することは、「没頭する」「のめり込む」「休みの日でも仕事をしないと気がすまない」「イライラを解消するために仕事をする」というところです。そして家族から身体が心配だから、仕事の量を減らしてほしいと懇願される状況となっていきます。

　燃え尽き（バーンアウト症候群：burnout syndrome）とは、長期間にわたり仕事など一つのことに没頭していた人が、熱心にかかわった結果手ごたえのある成果が得られず、ある時点を境に極度の疲労を感じ急激な落ち込みやうつ状態に陥ったり、無気力や喪失感から意欲をなくしたりする状態をいいます。反対に最大の目標を終え、自分が打ち込むべきものがなくなった場合などにも同様の状態となります。

　燃え尽きの特徴としては、こころの消耗から燃え尽きたようになる感情の枯渇などがあり、仕事などに対する意欲の低下、イライラや強いストレス感、自分を卑下するような言動、人生への悲観などがみられます。また、うつ状態が進行すると「希死念慮」（この世から消えてしまいたいと強く思うこと）が出現することもあります。家族との生活に影響を及ぼし家庭生活の崩壊をたどるケースも少なくありません。

　この燃え尽きは、アディクション問題にかかわる支援者など医療・保健・福祉・介護・教育に携わる人々やアディクションを抱える人の家族にも起こり得ます。

燃え尽きは、仕事依存との関係を含めた本人の個性や性格に加え、本人が置かれている環境との相互作用によるものと考えられています。

■摂食障害（過食・拒食）

　過去において、摂食障害は女性特有のものといわれていましたが、近年は男性にも多くみられるようになりました。年齢に関係なく「食」で満たされたい気持ちと痩せたスタイルを保ちたいというスタイルへのこだわりが食物への執着へと結びつくことがアディクションであるといえます。

　拒食のときは、体重計に痩せたことをほめてもらえたような感覚となり、体重計の数字こそがよりよい自分自身をつくると信じ、さらに食事制限を続けていきます。「太ってはいけない」という思いと痩せていることが「美」という価値観があり、「太り過ぎだからまだまだ痩せなくては」と自らを追い込んでいきます。

　食事制限による女性ホルモンへの影響から生理が止まったり、拒食の一方で極端にカロリーの高いものを好んで食べたりしながら、ダイエットの成功が自分の価値と思い、痩せている自分に「価値」を見出してしまいます。

　社会人になると経済力を得て、多くの食材を買い込んでは食べ吐きする日々から抜け出せずにいる人々が多くいます。食べることでイライラやストレスを解消し、気分の変化を求めていきます。食べ物に対する執着と欲求によってコントロールが効かなくなるのもその特徴です。また、食事制限や極端な運動などの自分の努力によって、自分自身の体重と価値と他人の評価をコントロールできるという「力」を得たように思ってしまうことも特徴となります。

　アルコール依存症の親をもつ子どもの多くにこの摂食障害が存在しているといわれています[3]。また、アルコール依存症を罹患している女性の多くに摂食障害が合併してみられるのもその特徴となり、アディクションと切り離しては考えられない問題とされています[4]。

---

3) 鈴木健二：過食とアルコール依存症の合併例の精神病理. アルコール依存とアディクション，10：9，1993.
4) 斎藤学：嗜癖としての過食症. アルコール依存とアディクション，10：31，1993.

■ クレプトマニア（窃盗・盗癖）……………………………………

「万引きは犯罪です」と店に貼られているのをよく目にしますが、どうしても繰り返される（常習性）万引きや窃盗は、アディクション問題として支援が始められています。金を持っていても店の物を盗んでしまったり、何度も警察沙汰となったり、刑罰を受けても盗むことがやめられない状態となります。家族はそのたびに警察に呼ばれ窃盗の問題を突きつけられます。しかし、警察に突きつけられた問題は本人の罪の意識とはかけ離れているのです。

本人は盗むことしか考えられないという衝動から窃盗が繰り返され、たとえ防犯カメラがあることを知っていても、金額にかかわらず盗んでしまうという特徴をもち合わせます。利益を目的とした高価な物ばかりではなく、ポケットに入る物や菓子やパンなども対象となります。窃盗により快感や満足感を得ることで頻度や品物がエスカレートしていきます。

家族は財布を管理し始め、レシートと品物の確認を行いコントロールを始めます。子どもにとって盗んだ物が食卓に並ぶことはとてもつらく苦しい体験となります。

ただし、幻覚や妄想によって支配され行われる窃盗や認知症による窃盗とは区別する必要があり、その場合には疾患の診断と治療を優先することが必要となります。

■ 暴力や虐待 ……………………………………………………

女性を対象とした夫や恋人からの暴言や暴力は、歴史的にも映画・ドラマでも容認されてきた背景があります。実際には家庭内や密室で起こっている場合がほとんどで、被害を受けた女性は「私が悪いから…」と思い、暴言や暴力で支配された関係へと入り込んでいくことがあります。

暴力を振るう相手は、暴力という「力」によってコントロールすることに興奮を覚え、互いを理解するための手段が暴力となって関係性をつくっていきます。そしてその暴力は、女性だけではなく、子どもにも及んでいきます。暴力に対するコントロールが徐々に効かなくなり、エスカレートしていくという人間関係の

アディクションとなっていきます。アルコールや薬物、性に関するアディクション問題と絡み合っている場合があります。

　暴力の種類としては身体的暴力や精神的暴力（暴言など）、経済的暴力、性的暴力、社会的暴力（行動の監視）が主となります。

　暴力によりつらく苦しい体験をしても相手から離れられない理由として、大きな不利益（離婚・経済的問題・子どもの問題）が発生してしまうことと、「見捨てられない相手」という思いがあります。これらが入り混じることで、その状況から抜け出せなくなるのです。また、子どものいる家庭においては相手からの支配と子どもに被害が及ばないよう犠牲になることの両面から身動きがとれなくなってしまうことがあります。

恋愛依存・性依存・不倫

　恋愛依存は、交際をしている相手に尽くし、相手からの反応を求め、相手に執着していくアディクションです。例えばメールやSNSでの反応が気になり、反応がないと不安になって、そのうち相手の行動や考えを自分が把握しておかないと気がすまなくなります。そして、そのために相手をコントロールし始めます。相手のことが第一になり、生活自体に支障がでたとしても、相手を失う不安やおそれから、関係を続けるためにアディクションがエスカレートしていきます。

　性依存は、特定の性の刺激を求めるアディクションです。自分の不安や寂しさ、落ち込みなどの感情やストレスとなる問題から目を背けるために、性的刺激を利用していきます。たとえ家庭生活において支障が出る状況になっても、リスクをはらんだ状況であっても性的刺激による一時的な快楽が最優先となり、時には不特定多数との性的関係を結びます。

　不倫も性依存と同様のメカニズムをもち、お互いの快楽を知ることによってさらなる快楽を求め、欲求がますますエスカレートしていきます。不倫をするために家族などにはウソをつきますが、ウソが発覚した際に家族を失うことや社会的信用の失墜につながるという事の大きさは軽視されていきます。長く続く場合やすぐに次の相手を見つけていく場合など、そのパターンはさまざまであり、多数の不倫関係をもつこともあります。

表2-5　自傷の事例

家庭内が暴言で溢れて、毎日のようにけんかの渦のなかで生活をしていた。思春期にこの環境から楽になりたいという思いから、腕にカッターを当てた。赤い血が流れたとき、「私は生きている」という安心感を得た。親の夫婦げんかを聞きたくない妹は耳を塞ぐようにスマートフォンにイヤホンを差し込んで大きな音で音楽を聞いている。そして、過食に走ってしまった。それから妹もリストカットを始めるようになり、高校生のときは最悪で毎日のように切っていた。

 ## リストカット・自傷行為 ……………………………………

　自傷行為をする理由の一つとして、こころの叫びを身体の痛みに置き換え「安心」や「落ち着き」を得るためということがあります。家族との幼少時の体験と大きく影響し合い、重なり合うこともあります。上記を理由とする自傷行為のなかで代表的なものにリストカットがあります。切ることの罪悪感がありながらも落ち着きを得るために、「苦しみから逃れるためには切らなければならない」と強迫的に行われるものでもあります。このこころの闇のなかに潜む「逃れたい」「いなければいい」という気持ちはリストカットを深刻化させていく場合があります。自分はまだまだダメだという自己否定感から、自分を責めるためや自分の安心を求めるために、追い込まれながらリストカットが繰り返されることとなります。そこには切ることによる安心や達成感が存在します。ほかには自分の腕を噛むなどの自傷行為もみられます。また、切ることがエスカレートしていくことは、その深さや回数が増えることになり、「消えたい」という思いと重なり合った場合には、死につながることにもなります。

　事例を**表2-5**に示しました。このような状況から抜け出せないでいる場合があります。

　家族を含め、多くの人は「切るな！」「切らないで生きろ！」と言います。アルコールの場合では「飲むな！」「飲まないで生きろ！」となりますが、このようなことをいくら言ったとしても根本的な解決には結びつきません。「切る」ことにしっかりと向き合いながら、こころの奥底に潜んでいる問題とその背景にある本人の立場や生活を受け止めることがもっとも大切なことになります。

■ひきこもり ……………………………………………………………

　統合失調症などの精神疾患によるものではないひきこもりは、「自分が好きでやっている」と思われがちですが、これもアディクションといえます。

　ひきこもりは、時間の経過とともに長期化し、恒常化していきます。そして長期化するほど外に出るタイミングやチャンスを見失いやすく、自分自身も家族もそのハードルを高めてしまいます。

　ひきこもりをしている自分に対する「自責の念」や「周囲への劣等感」などが、「出たいのに出ることができない」という状況をつくり、それによりさらに「自責の念」や「周囲への劣等感」を増長させ、抜け出せない状態になっていきます。その思いは一番身近な家族への攻撃に転じ、日常的な買い物や欲しい物を要求します。それに対し家族も「言われた物を買ってきたから、○○してちょうだい」と、互いに互いをコントロールし合う経過をたどります。

　本人だけでなく、家族もどうしたらよいのかがわからず、世間体との間で悩んでしまいますが、ここにもひきこもりに対する偏見や無理解が存在します。

　また、例えば80代の女性のところに訪問すると、50歳になる息子や娘がひきこもっていたり、同時にアルコール関連問題が存在していたりといったことが明らかになることがあります。アディクション問題としてひきこもりをみた場合、家族内のバランスがどうなっているのかが重要となります。ひきこもりは家族を巻き込んでしまうメカニズムがあるため、「本人にとってよかれと思った行動」によってひきこもりを促進している家族はいないか、家族が世話をすることで長期化させる構造はないかということに注目する必要があります。

　どのアディクション問題にもいえることですが、家族へ情報や知識を提供しながら「本人をどうにかする」のではなく、かかわり方を共に考えることが重要です。

■インターネット、スマートフォン、ゲーム ………………………

　生活のなかの一部となったインターネットやスマートフォン。普及とアプリケーションの充実がアディクション問題へと波及しています。

　親がゲームやスマートフォンを子どもに預けておくと、おとなしくて安心だという会話を耳にすることがあります。しかし、インターネットやゲームに夢中になることによって寝不足となり、学校での居眠りや成績の低下が現れたら要注意となります。

　インターネットの動画を見たり、ゲームをしたりすることで、視覚から飛び込む映像に脳が興奮します。すると、眠るのを忘れ没頭するようになり、さらに継続していきます。その結果、一日中スマートフォンを手にしていたり、インターネットの使用が深夜に及んだり、ゲームなどで親に言えない金額まで課金してしまったりしている場合もあります。

　「時間があるから」「退屈だし暇だから」「誰にも迷惑はかけていないから」と正当化と理由づけをしながら、自分の気分（イライラ、落ち込み、不機嫌、寂しさなど）を利用し、親からスマートフォンを触っている間に話しかけられたりすると「キレ」てしまい、大声を出したり、反発したりするようになってしまいます。そのうえインターネットやスマートフォンがない生活は考えられなくなっていきます。また、SNSなどで新たな人間関係をつくり、そこからのめり込みが始まることもあります。

　そのうち画面を閉じようとしても、次のことが気になって閉じることができない状況になり、ひどいときはいわゆる「ネットに始まり、ネットで終わる」生活となります。このように、ゲーム、SNS、スマートフォンのなかに、自分自身の存在や自分の価値を見出すようになってしまいます。

F アディクション問題への介入の必要性

　アディクションが進行していくと、さまざまな問題が発生することは前述しました。アディクションは経済的・社会的・精神的・身体的にも強い影響を及ぼし、放置すると進行し「死」に至る場合もあります。

　では、そうならないために、どこで誰に介入をすればいいのか、ということになります。

　図2-2のなかで経済力を示しました。例えば「金の切れ目が縁の切れ目…」のように経済力をとると図のバランスが崩れます。このことにより本人は、アディクションを行ううえで「困る」ことになります。家族に対しても同様に「困る」ことが介入のタイミングとなります。つまり、窮地に陥ったときに、イネイブラーの役割をする人が救いの手を出してしまうのか、それともこの窮地に専門的な介入がなされるのか、それによって大きな違いがあります。この窮地こそ介入の最大のチャンスとなり、自分の問題を直視できる機会にもなります。本人のこころの中にある健康な部分の「やめなければ」という思いから動機づけを行い、意識を高めるように支援し、回復につなげることが、アディクション問題への介入の重要なカギを握ることになります。

　この窮地に陥っている場合にイネイブリングがあると、チャンスは遠ざかってしまいます。例えば、歯が痛くて眠れなかった場合、「歯医者に行かなければならないな」と考えます。そして、痛みを和らげるために鎮痛薬を使用します。この鎮痛薬が作用し、次の日にこの痛みがなくなっていれば、「歯医者は今日でなくてもいいか」と考え、結果治療のチャンスを逃してしまいます。

　アディクション問題には、必ずこの問題に困っている人の存在があります。その人の話を十分聴き、どのような状況で「何に苦しんでいるのか」を寄り添いながら問題を一つひとつ共有していくことが大切となります。つまり、「困っている人への対応」が重要なカギを握っているのです。

　最初に相談に来たファーストクライエントの存在は本人の回復にも大きく左右

します。「うちは専門ではないので」とすぐに専門医療機関へつなぐのではなく、「今、困っていること」に焦点を当て、「聴く」「受け止める」「共感する」といった面接をする必要があります。

第3章

アディクションと家族

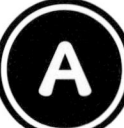 **共依存とイネイブリング**

私がいなければこの人はきっと…

アルコール依存症の夫は、何度も専門病院に入退院を繰り返していた。その間、やめる気になることもあったが、外泊しても飲んでいるし、糖尿病や心臓病などで通院しながらも飲んでいる。いつの間にかそれを支えるのが私の役割という間違った「価値観」をもつようになっていた。

自分は何をやってもダメな人間

夫がパチンコやお酒をやめないのは、私の愛情が足りないからなのかもしれない。飲んで寝ている姿を見ていると、私のせいなのではないかと思い込むようになっていた。飲みながらパチンコ屋へ…帰って来るまで心配で、帰って来るとお酒を出している私だった。

自分より相手が最優先

自分のことはいつも後回しでよかった。借金や目の前で飲んでいる夫をどうにかしなければ、支えていかなければ、とそればかり考えてしまい、親戚にも何も問題ないとウソを言うようになっていた。恥ずかしいから誰にも言えなかった。

私が頑張れば何とかなる

「私が頑張って立ち直らせてみせる」とそればかりに夢中になり頑張っていた。借金や後始末まで…それが私の存在価値だと。家族教室に行ったら、同じような経験をしている参加者が笑顔で話している。もう頑張らなくてもいいと思うよう

になり、回復を信じるようになっていた。

これだけ頑張っているに… わかってもらえない

姑からは「あんたの頑張りが足りないからよ」と言われても、もうどうしようもない。「あんたのご飯がおいしくないんだよ」「あんたには笑顔がないし、息子を大事にしていない」と責められていた。責められても夫は治らないし、お酒やパチンコをやめてくれない。私のこころはギリギリまで追い込まれていった。

離婚したけど、また同じような人と

女性・アルコール・ギャンブル・たばこと問題ばかりある夫だった。苦しい生活を強いられてきた。ついに手をあげられたときに離婚を決意して家を出た。次に出会った人はアクティブで強く憧れた。付き合っていくうちにほかの女性がいて、酔うとベロベロになってしまうことがわかった。この気持ち…、前と同じだと思ったときに気がついた私だけの落とし穴。同じような人を求めてしまうのだった。

私が悪いから… 私が悪いから… 私が悪いから

すべて私が悪いと思っていた。思うしかなかった。だから状況も好転しない。相手はどんどん悪くなる一方で、私との関係もギクシャク。悪くなるのは私が悪い。堂々めぐりの頭の中…。何をしてあげればよくなってくれるのか。離婚もできずもう八方塞がりの状態…苦しい。

B　アダルトチルドレン

親のために成績がよくなければ

私が親から認められていることは成績がよいこと。1番をとっていればほめられる。それ以外は認めてくれない。だから親のために勉強をした。だけど、社会人となって自分が認められるという環境ではなく、迷い苦しみ「生きづらさ」を感じるようになった。

しっかり者と呼ばれることを求めていたような…。誰のために？　それは親のために決まっている。親戚のおばさんから「しっかり者のね」と言われるとうれしかった。それだけで自分の存在価値があったような気がする。だから失敗することは許されず、それは親からも自分自身も…だから自分を追い立てて生きてきた。

姉とは張り合えない…だから

成績のいい姉、頭のいい姉、責任感の強い姉。私はどんなに努力しても姉にはかなわない。どこかでこころが折れたとき、人からみれば「悪いこと」なのかもしれないけれど、私は楽しいから夜遊びをしていた。だって両親にとってはどうでもいい子だったから。悪い子だし…。悪いこととは知っていたけど、こんな家では…。

家の中はいつも荒れていた。目の前での夫婦げんかは日常的で、それ以上に私が怒鳴り散らして、その夫婦げんかを止めるしかなかった。口も悪くなっていたし、親に「てめぇら」というようになり、自分のこころが傷つき泣いていることなんかわかってもらえない。

自分の存在は見えないほうがいいと思っていた

　頑張り屋の兄、ほめられるのも兄。両親の世話をする姉がいる。私は家族の中で存在を消していたほうが生きやすかった。学校でも担任からも目立たない子と言われた。一人でいるほうが楽だった。大勢は苦手でグループの中で意見を言いなさいと言われるのが嫌だった。

　母親から「この子は放っておいても大丈夫」「いつもおとなしい子だから」と言われていた。だからそのとおりにするしかなく、姉が読んでいた少女漫画が楽しみになっていた。いつの間にか自分のこころの中が男なのか女なのかがわからなくなっていたこともあった。

チビちゃんのために、あなたがいるから頑張れたのよ

　家で何かあると母はその問題に夢中になって頑張っていた。それはわかっている。末っ子だけど私も子どもの一人。「チビちゃんがいてくれたから頑張れるのよ」と鉛が入った重いリュックを背負わされているように感じた。でも、母の悲しい顔は見たくないから、母の悲しみを和らげようとしている。だから、家の空気や雰囲気がどうであるか顔色まですぐに見破れるように育ってしまった。

家族の中では「甘えん坊」のほうが母は喜んだ

　こころも身体ももう大人になっている。家のゴタゴタで母親が苦しいとき、悲しんでいるときには幼い子どものように甘えた。母は「それが励みになる」と笑顔になった。そのために生きる道を選ぶしかなかった。母には私の成長が子どものころのままで止まっているかのように思えていた。いつか「私はあなたのペットではない」と言える日が来るのだろうか。

結婚に逃げてあの家から解放されたが

　家がいやだったが、その家を出るための単身生活は許されなかった。呪縛のよ

うなものがあった。だから結婚という理由が最高の手段だと考えた。気がつけば元の家族と同じように子どものこころを縛りつけ、夫と言い争っては勝つまで言い続けている。生きづらさを感じて苦しくなりグループに行くようになって、これが世代伝播だということに気がついた。

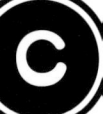

家族がかかわる問題と課題

 共依存とイネイブリング ······································

1. 共依存というお世話

　家族は本人を支えるために必死になり、多くの不安や怒りを感じながら暮らし、自分の生活と家庭を守ろうと懸命に生きています。子どもはその苦しみを助け、時には身代わりとなり必死に生き抜こうとします。家族は問題の解決を願い、自分自身を犠牲にし、本人の失敗を肩代わりしながら世話を続け、世間体をうまく取り繕いながら生活していきます。

　しかしいくら努力し世話をしても、状況は好転しません。「なぜ、こんなに頑張っているのに…どうして？」という思いのなか、さらに悪化の一途をたどることになってしまいます。

　このように家族はアディクションの被害者という認識が常でした。しかし、実は本人を手助けし、献身的に尽くしている家族も、しだいにアディクションの当事者となってしまいます。支援する家族が当事者となってしまう人間関係を「共依存（codependency）」といいます。

　共依存の状態では、世話をすること自体に自分の価値を見出し、「私が相手に必要な存在」と思うようになります。さらに相手のことが頭から離れず、いつも相手に向かってアンテナが立っている状態となり、何をしていても気になり心配して頭の中が相手のことで埋め尽くされてしまいます。しだいに自分の存在とその価値を相手に求めるようになり「相手にとって必要なことが私にとっても必要」と自己と対象の境界があいまいになった状態となります。

　「愛があれば解決できる」「私が頑張ればこの状況を乗り越えて幸せになれる」「困っているこの問題が終われば大丈夫」「監視していれば…」「言って聞かせれば…」「今は何もできないからこのままでいるしかない」という気持ちで支えるなかで、本来の問題は進行していきます。

　このようにして依存が始まり、自分より相手が何を望んでいるのかを考え、い

つの間にか自分は大切にされる価値がない人間なのだと思うようになり、その関係にのめり込んでいきます。このことが、自己犠牲という人間関係のアディクションといわれるゆえんとなります。

　また、共依存には大きな落とし穴があります。共依存の対象は特定の人とは限らず、新たなパートナーや子どもにまで向いてしまい同様の状況に陥ることもあります。

2. アディクションの木

　普段、目にする木は土の上から出た部分だけです。一方で、土の中にあるしっかりとした根の部分は見えないものです。そして毎年花を咲かせます。

　アディクション問題を抱えた人を木に例えてみます（**図3-1**）[1][2]。この木に例えた人の家族の多くは、目の前にある問題を解決しようと夢中で努力します。アディクションがもたらす「借金・トラブル・体調不良（内科的疾患）・事故」などの目についた問題（花）を取り去ろうとします。そして、目についた花を摘みきれば解決されたように思うのですが、いずれ問題は繰り返されます。つまり、この花は再び咲き始めるのです。例えば、ギャンブルでは、消費者金融やローン会社からの借金が発覚した場合、「もうやめてよね」「今回だけだよ」「今度やったら自分で払いなさいよ」と借金の返済を肩代わりします。そうすると、借金がなくなりリセットされた本人は「次は負けないうちにやめればいい」という思考となり、また、ギャンブルが始まってしまうのです。

　花を摘みつづけ、どうしても問題がなかったようにしたいと懸命に頑張る家族の姿があります。その行動は、「よかれと思っての行動」ですが、出来事として出現した「花」だけを取り除いても、問題は木の根に続いています。そのため、また花が咲きます。アディクション問題が繰り返され、進行するに従って社会的立場や家族に影響を及ぼしていきます。

　「木の絵」で示される土の中の根にある問題と本人が向き合うことが大切です。

---

1) ASK（アルコール薬物問題全国市民協会）：アディクション：治療相談先・自助グループ全ガイド：こんなことで悩んでいませんか，アスク・ヒューマン・ケア，2002，p13.
2) 山本由紀編著，長坂和則著：対人援助職のためのアディクションアプローチ：依存する心の理解と生きづらさの支援，中央法規出版，2015，p50.

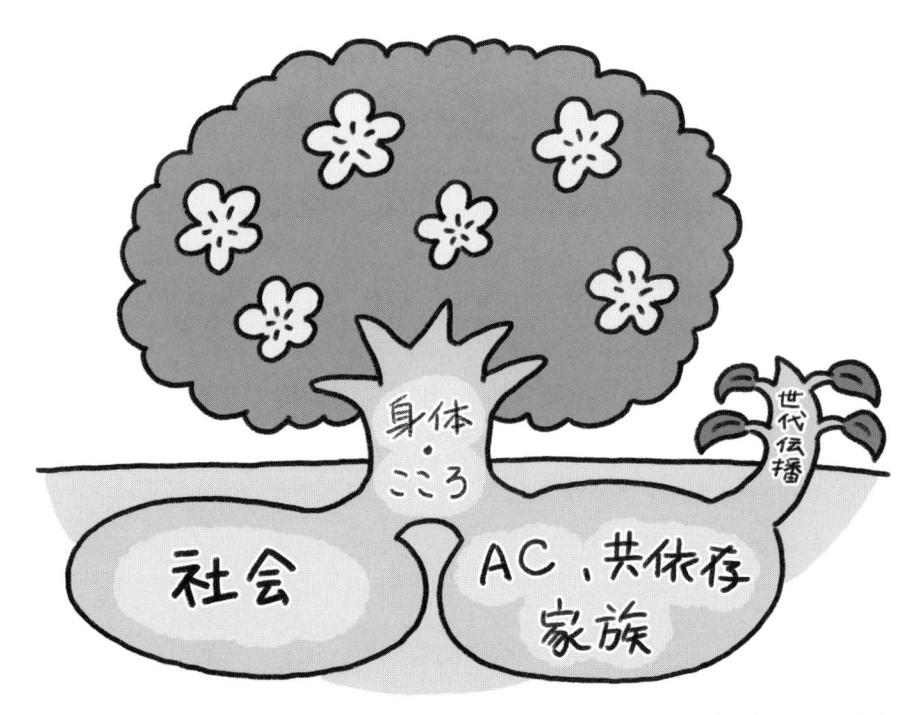

図3-1 アディクションの木 1）2）をもとに作成

そのことが専門的な支援者や同じ体験をもつ仲間たちに出会い、根にある問題に気づかないと、この「共依存」という花は何歳になっても咲き続けることになります。

　ここで見失ってはいけないのが、木の根の部分にある家族の存在と社会的立場です。木の根は本人が社会で生きるための根であり、そのなかに家族の暮らしがあります。それを土台にして「身体」と「こころ」を幹が土の上に伸びているのです。

3. バランスをとる家族の役割（イネイブラー）

　例えば、家族の誰かが病気になり、入院したときには、その間ほかの家族はそれぞれカバーし合って病気からの回復を望みます。そして、退院をしてリハビリテーションが終わると元の家族の役割の状態に戻ります。家族の誰かにアディク

ション問題が生じたときにも同じように、誰かがその役割のカバーに回り、家族のバランスを保とうとします。

　しかし、アディクションでは長期にわたり、さまざまな問題が出現します。そのような状況下でほかの家族たちは、次々と直面する困った問題に対応し、解決のために行動しようとします。例えばアルコール関連問題を抱えた夫が、金曜日の夜から飲み始め土曜日、日曜日と飲酒をしてしまったとします。そうすると月曜日には会社に行けない状況となり、有給休暇の連絡や欠勤の連絡などを妻がしなければならなくなります。解雇されては経済的にも困窮し、困るからこそ、その行動をとってしまいます。家族にとってはそれが賢明な選択となると思うからです。

アダルトチルドレン

1. アダルトチルドレンとは

　アダルトチルドレンとは、アルコールを代表とする依存症の人がいる家庭で育った成人した子どもたちを意味します（adult child of alcoholics）。また、機能不全家族で育った成人した子どもという意味もあります（adult child of dysfunctional family）。そのような環境で成長し、成人した人たちは「生きづらさ」を感じることになります。

　アディクション問題を抱える人の家庭での生活は、「恐れ」「悲しみ」、時には「怒り」「当惑」にさらされており、何が原因なのかわからないまま、急に家庭内の雰囲気が変わることや、自分が捨てられるのではないかという不安に陥ることがあります。この家庭内に張りつめる緊張と不安が続く家庭で10年も過ごしていたら、子どもはどうなるでしょうか。

　そのような環境にいる子どもたちの多くは、自分には価値がないと考えてしまったり、自分だけがおかしいのではないかと思っていたり、自分がいなければいいのではないかと責めたり、いつも親の期待に沿って頑張らなければという思いばかりを優先したりしながら生活しています。

　子どもが育つ環境というのは、きょうだいであっても区別されることなく親から無条件の愛情を受け、大切にされ、安心できる家であり、家庭であることが重

要となります。もっとも、完璧な家庭は存在せず少なからずいろいろな問題が起こっているのが現状です。

ここで問題となるのは、その家庭が「アルコール関連問題にさらされていたら」「家族が機能しないままの生活であったら」ということです。子どもはアディクション問題に侵されている状態が続いていると、親に甘えて育つことや認められて生きることを与えられずに過ごしてしまいます。時には家族のなかに吹き荒れる嵐に耐え、怒りや不安そして悲しみを感じないようにこころの中に押し込め、自分の中にある感情と向き合えずに過ごしていきます。

自分のことはいつも後回しにして、親のために尽くしたり、よい成績を収めようとしたり、きょうだいの面倒をみたり、家事の手伝いをしたりと、自分の存在を認めてもらうために苦しみながらも努力をして必死に生きようとします。

その苦しさに対する共感や安心を求めて、もしくはそこから逃れるために思春期からインターネットやSNS・スマートフォンへののめり込みが始まったり、リストカットが始まったり、摂食障害となったり、食べたり遊んだりする金を稼ぐために自分の身体を売ったりしてしまいます。

本当のこころの叫びとなる「助けて！」というメッセージが発信できる場合もありますが、ほとんどの場合こころの叫びを押し込めたまま大人になり、仕事や人間関係で悩みながら苦しさ、生きづらさを感じ、新たなアディクションへとつながっていくのです。

2. 踏まれた足の痛みは覚えているが、踏んだ人は覚えていない

「足を踏まれた側はその痛みと場所を忘れない」といわれます。アディクション問題の多くに関連しますが、例えばアルコールに酔って発せられた理不尽なメッセージは、子どものこころに傷をつけます。それが恐怖体験と合わさり心的外傷体験となってしまうことがあります。

酔って怒りをぶつけられた場合、その怒りは自分に対するものなのかは判断がつかず、その怒りを受け止めるしかないのが子どもです。それは痛みとなって残ったり、不満や怒りとなってこころのうちに溜めておくしかなかったりするのです。また、酔ってばかりいる夫への非難やギャンブルばかりで不在の夫に対するイライラの捌け口にされ興奮した状況できょうだいの出来不出来を比べられな

がら、それもこころの中に痛みとして溜め込んでいきます。

　「お前なんか必要ではない」「だからお前はダメなんだ」「お前はほかのきょうだいより劣る」「黙っていうことを聞け」というメッセージは、言った親は覚えていなくても、言われた子どもは鮮明に記憶し傷つき、そのことがトラウマとなって、成長していく過程でも「だから私は何をやってもダメなんだ」とネガティブな方向へと動き出してしまいます。それは子どもの人生にとって強い影響を与えないとは言い切れないのです。

3.　生まれ育った家庭での役割とその存在

　アダルトチルドレンにみられる特徴は、生まれ育った家庭内での生まれた順番や子どもが担う役割に関係しています。

1）よい成績をとって認められる存在

　家庭内で起こった問題のまとめ役として、両親の間に入って問題の解決に努力をしたり、時には司令塔のようにきょうだいに指示をしたり、学校ではよい成績をとったりし、家族の期待や責任を負いながら成長していきます。家族からの評価が自分の生きている価値にもつながります。そのためほかの人に頼んだり、助けを求めたりすることが苦手で社会人になっても苦しむことがあります。

2）反発やアクションを起こす悪い子としての存在

　家庭内で頑張る兄や姉に対して張り合うことができず、区別されて生きてきた場合、「自分はどうでもいい」と親への反発・反抗や学校でのトラブルなど、外に向けた行動を示すことがあります。外へのアクションから派手な子として扱われ、時には思いを「怒り」で表現したり、「深夜の遊び」や「男女関係」などにより、警察問題へと発展することもあります。しかし、こころの中は自分を理解してくれる存在を探し求めています。理解されないこころは何らかの満たされるものを求めたり、人間関係に影響を及ぼすこともあります。

3）自分の存在を消して息を潜めていた存在

　家庭内で大きなトラブルがあった場合など、目立つことなく手のかからない子として育ち、親からも「この子は大丈夫」とされ、見ていなくても安心な子として育ちます。一人で遊んでいるようになり、そのため孤独感を抱え続けていることもあります。

4）母親を笑いで助ける存在

家庭内での問題の発覚やトラブルがあった場合、例えば母親が悲しんでいるときに、何かをして笑わせたり、励ますように冗談を言ったり明るく振る舞って、母親を助けるような役割をとります。「この子がいるから頑張れる」「この子がいたから別れなかったの」と言われる存在となっていきます。そのためピエロともいわれており、「こころでは泣いて顔は笑っている」と例えられます。

5）家族の世話をして認められる存在

親やその周囲に対して気を使い、やさしく面倒をみていく役割をとります。世話をすることが自分に期待されていることと思い、世話をすることに「生きる価値」を見出します。

アダルトチルドレンを支援していくうえでは、本人が子どものときにその家庭に生まれ育つためにしなければならなかったそれぞれの役割を見つめる必要があります。アダルトチルドレンが生きづらさから解放され、回復していくことは簡単なことではありません。長い間を家族として過ごし、思考も行動もそのときはそうする以外に方法はなかったため、それが生き方となっているからです。回復には自分の自己肯定感を高めていくことが大切になります。

世代伝播 ···

1．原家族を理解する

アディクション問題を考えるうえで、本人やその家族がどのような環境で育ってきたのかといった成育歴に目を向けることは重要なことです。なぜなら親から子へとアディクションが受け継がれていく世代伝播が背景にある可能性があるからです。

わかりやすい例をあげます。

- アルコール依存症と診断された父親と、その父親に手を引かれた小学生の男の子が病室にいました。何が起こっているのかも知らない子どもです。そして20年後、アルコール依存症となったその子と病室で出会うことになってしまいました。

　アディクションを抱える人にも親がいて、子どものときには家族として生活をしながら育っています。世代伝播の元となる原家族の理解は支援においても重要な意味をもち合わせます。アルコール関連問題、うつ、薬物関連問題、人間関係の支配や自己犠牲など、本人や家族の抱える問題は世代を超えて起こっていることはないでしょうか。原家族を理解することは、本人が抱えるアディクション問題を解く重要なカギであり、原家族から受け継がれる「世代伝播」を断つための重要な課題でもあります。

　アディクション問題にかかわっていてその人の生育歴やこれまでの人生を知ると、「こんなにつらく苦しい人生を送ってきて、よくここまで生き抜いてこられましたね」という思いになることがあります。何らかのアディクション問題を抱えながら生きている人のなかには、小さなころから自分のこころの中で渦を巻いている自己否定感や劣等感などのさまざまな感情によって、人生を捨ててしまいたいと追い込まれながらも成長してきた人がいるのです。

　その人が「生きるため」や「生き延びるため」に必要であったり、そのためにのめり込んだ「生き方」しか選べなかった、「そうするしかなかった」こともアディクションを理解するうえでとても大切なことになります。

2.　世代伝播がもたらす影響

　世代伝播は、本人のアディクション問題だけでなく、配偶者や友人などの選択にも影響を及ぼします。その例を以下にあげます。

- 酒飲みの男性とは絶対に結婚しないと決めたアルコール依存症の父親をもつ娘は、まったく酒を飲まない人と結婚しましたが、その3年後、私の前に現れて言いました。「私は父のお酒が憎くて泣きながらシンクへ捨てていました。でも今は、カードローンを組んだり借金をしたりする夫のカードに泣きながらハサミを入れています」と。

　アルコール依存症で苦しんだ人が出会う相手がまたアルコールや暴力の問題を抱える人であったという場合や、対象となるものは別であっても、同じような感情に陥り、これまでと同じような人生を歩んでいる場合があります。なぜなら、配偶者などの選択においては、自分のアディクションを許容してくれる人であったり、トラウマを埋めてくれる人を選ぶ傾向があるからです。そのため、アディ

クション問題を抱える本人だけでなく、本人が選んだ配偶者などもアディクション問題を背景に抱えている場合があり、そこにも世代伝播が影響している可能性があるのです。アディクション問題に対する支援のプロセスにおいては、本人が配偶者などを選択した意味も一緒に考えていくことが必要な場合もあります。

見捨てられ不安と予期不安 ……………………………………

1. 見捨てられ不安

「見捨てられ不安」とは、物理的・心理的に距離が遠くなってしまうことによって、自分が見捨てられてしまうのではないかという不安を感じることです。

その見捨てられ不安から相手をコントロールしようと、暴言や暴力で行動を制限しようとしたり、監視したり、頭から離れず不安が強まることでメール（SNS）や電話などで執拗に追いかけるというような行動をとってしまいます。一方で「見捨てられ不安」を打ち消すかのように、自ら対象を捨てることを選択する場合もあります。

見捨てられ不安は、乳幼児期に親（養育者）との愛着（アタッチメント）の形成ができていなかったことが影響を与えていると考えられています。この親（養育者）との関係においては、赤ちゃんにとって安全であることや守られていることが必要です。おなかがすいても、不機嫌でも、おむつが汚れても、眠くなっても泣くことでしか表現できない赤ちゃんにとっては、安全であることと守られていることはとても重要な意味をもちます。親（養育者）からの声かけや「よしよし」とあやされる安心の絆と体験は、子どものこころを満たしてくれます。

私の愛猫の話になります。生まれて間もなく小学校の門のところでダンボールに入れられ捨てられていました。それはまだ小さくて目も開いておらずミルクしか飲めない数匹のネコたちでした。子どもたちがそれぞれ自分の家に持ち帰ったのですが、「家では飼えない」と里親に出されました。離乳食もうまくいかず体調を崩してばかりだったようです。私はその2匹のネコを譲り受けることになりました。

ネコの性格にもよりますし、多頭飼いによっても条件が異なりますが、独りになり私の姿が見えないと不安になり、鳴いて私を探していました。姿が見えれば

安心してお気に入りの場所で寝て、遊んでは寝て、おなかがすけばスリスリと頬を寄せ甘えてきます。かまってほしいときは足元に来たり、キーボードにお座りをしたり、読んでいる本や新聞の隙間から顔を出したりしてアピールをします。時には、イタズラをしたりもします。それはまるで、親（養育者）を求める子どもの気持ちと同様に感じ取れます。このようなアピールを無視したり、「うるさい！」と怒りをぶつけたりしてしまうとさらに不安に陥り、何らかのアクション（目立つようなこと）をしてしまうでしょう。ここでこちらの愛情が伝われば安心することができるのでしょうが、邪魔者扱いや怒りや暴言、そして暴力を振るってしまえば、ネコはおびえてしまい「信頼と安心」が損なわれてしまう状況となります。

　幼稚園や保育園でも親に送り迎えをしてもらっている風景をみていると、親が「バイバイ」する姿で泣いてしまい、ずっと泣きやまない子どもの姿をみかけることがあります。それは親と離れることの不安しかない状況なのだと考えられます。しかし、愛着（アタッチメント）の形成ができている子どもは、親に「バイバイ」と手を振ってほかの子どもたちと遊び始めます。この幼児期の体験は大人になってからも人間関係にさまざまな影響を及ぼします。

　アディクション問題によって家庭内がギクシャクしている場合、子どもは「自分が置き去りにされてしまう」「見捨てられてしまう」という感情と不安を抱えたまま泣き続けることになりますが、どこかでその状況を受け入れざるを得ません。このような体験は、友人関係や人付き合い、とくに親密な関係になったパートナーとの関係に影響し、トラブルがあると「自分が見捨てられてしまうかもしれない」という「不安」に襲われ、何らかの方法（泣く、暴言、暴力、子どものような退行など）で相手をコントロールしようとする行動に出てしまいます。

　なお、家族が本人へのかかわりから離れ、共依存から回復へ向かうときに味わう喪失体験においても、見捨てられ不安と同様の感情に陥り、身体的な不調やメンタル面への強い影響が出現することがあります。

2.　予期不安（不安の先取り）

　漠然とした不安は時に焦りを伴って現れます。その焦りからアルコールや薬物などアディクションの対象を用いて、不安を打ち消そうとします。不安は大切な

感情ですが、漠然とした不安は胸騒ぎとさらなる不安を発生させてしまいます。まだ起きてもいないにもかかわらず、「こうなってしまうのではないか」「また起きてしまうのではないか」と尽きない不安がこみあげてくるのです。

　これはアディクション問題を抱える本人やその家族にも共通していえることでもあります。

　まず、家族にとって不安の先取りは、相手がアディクションの対象へのコントロールができなくなってきたころに生じます。「このままではいけない」「何とかして私が頑張って」と努力したにもかかわらず、よくならない場合にはさらに不安が増悪し、さらなる努力をしながら絶望感を抱くようになり、不安を打ち消すために相手をコントロールしながらつらい気持ちのまま過ごすようになります。

　アディクション問題にかかわりながら努力を重ねてきた家族は、どんなに努力しても改善しない状態に、無力感や劣等感を覚え、自己肯定感が低くなり不安だらけの状態となってしまいます。

　また、アディクション問題を抱える本人の回復のプロセスにおいても、家族の不安の先取りによって回復を妨げられることがしばしばあります。本人を支援するにあたって、完璧な存在であろうとする場合や、相手と自分のこころの境界線（バウンダリー）があいまいになっている場合は、世話をする責任は自分にあると思いながら、自分が求める高い希望を相手にも期待してしまいます。そして、支援の結果や期待に対する答えが出ないと新たな不安を生んでしまいます。これもアディクション問題における悪循環の一つとなります。

■アディクションの進行に伴う家族の変化 ………………………

　アディクション問題は家族や周囲を巻き込みながら進行し深刻化します。家族の思いやかかわりを理解しやすくするために、その例を**表3-1**に示しました。アディクションの進行（表2-3、p42参照）と同じく、家族のステージも明確なものはありませんが、多くの人々の体験から本人のアディクションの進行に伴う家族の変化を各ステージに分類しました。この分類は進行を決めつけるものではありませんが、傾向としてご理解いただければと思います。

表3-1　家族のStage

1st Stage 許容範囲な時期	趣味としてのギャンブル（出会ったころから好きでやっていた） 楽しみとしての酒… 時には一緒に酒を楽しむ とくに問題もなく楽しんでいる 理解が可能な範囲 「ちょっと多いかな」「ちょっとやり過ぎかな」など心配をした
2nd Stage 不信と不満の時期	家にいる時間が少なくなる　不在の時間が多い　仕事だとウソをつく 家でだらだらと飲んでいるためけんかが多くなる 少し控えるように注意をする、もしくは親や力のある人から注意してもらう イライラする体験が多くなる 本人の行動などを慎むようにコントロールしようとする 約束が守られず本人に対する不信感と不満が出現する 確認行動の始まり
3rd Stage 不安と混乱の時期	相手に対する怒り・不信・不安の入り混じった感情（見え透いたウソ）、そしてやめてもらいたいという期待の交差 情けない感情と自分への責め 相手に対する説教や非難 やめてほしいと懇願する 世話をすることに価値観を得てしまう 返済や生活のために努力して仕事に就き、仕方なく後始末をする 被害者意識が強くなる 子どもへの影響が増大する 出現した結果に対してコントロールしようとする
Final Stage 疲労困憊の時期	相手を無視や軽蔑した生活に陥る 負債や社会的地位からの失墜による生活の破綻 体調を崩し身体症状（うつ、不眠、焦燥感、食欲不振）の出現 別居・離婚に向けた行動 心中するという思考や自殺企図（未遂）の出現 子どもへの負担と強い影響 世話をすることに限界を感じる 相手に対してコントロールが効かなくなる

1. 1st Stage「許容範囲な時期」

　趣味の範囲や小遣いの範囲で楽しんでいるのであれば、問題なく生活ができています。時には夫婦でパチンコをしたり、酒を一緒に飲んだりと「楽しみの一つ」として過ごしています。パチンコで勝てば家族で食事や遊びに行き、ギャンブルは悪いものではないという認識のまま経過していきます。時折、最近少し回数や

量が増えたと心配し始めるのもこの時期になります。

2.　2nd Stage「不信と不満の時期」

　対象となるアディクションが進行してくると、家庭生活に乱れが生じてきます。本人はごく普通を装っていますが、家族は心配になり注意や気をつけてほしいと警告をします。本人はアディクションを継続するために「ウソ」をつくようになります。仕事だとか友達と遊ぶだとか、それは本人にとって都合のよい「ウソ」へと変化します。そしてそのことが「ウソ」だとわかったとき、家族は怒りと不満を感じ、「その対象となるものをしないように」と管理しコントロールをし始める時期になります。飲ませないように、金を使わせないように、何らかの方法をとるようになります。本人が起こした問題の後始末をするようにイネイブリングが始まっていきます。また、確認行動にとらわれてしまい、アルコールでは「酒臭くないか」、薬物では「態度や様子をうかがう」、摂食障害では「風呂やトイレで吐いた跡がないか」、窃盗であれば「レシートと商品」を確認し、証拠を探すという行動が出現してきます。

3.　3rd Stage「不安と混乱の時期」

　相手に対する確認行動は継続されながらも、一方で、抱える問題も大きくなり、家族は「やめてほしい」と懇願したり、反対に意志の問題として本人を責め続けるようになります。また、アディクションで夢中になっている本人からの言葉に自分が悪いからこうなるのだと自分も責めるようになります。そのため、「今回だけ」と自分に言い聞かせて後始末をし、本人がやめてくれることや変わってくれることを期待します。しかし、本人にとっては「目の前の問題が解決」されたので、リセットされた気持ちとなり、対象となるアディクションが繰り返され、悪循環に陥ります。

4.　Final Stage「疲労困憊の時期」

　この人には何を言っても「無駄」だと思うようになり、確認行動と諦めの生活に陥ります。本人は人生の重大な転機もあり、アディクション問題の発覚によって失業したり、身体的な疾患や精神的な疾患に罹患することもあります。家族は

「一緒に暮らすことの限界」を感じて離婚や別居を考えますが、そのためには勇気やパワーが必要であり、支えと後押しも必要となるため、今一歩踏み切れないこともあります。

　子どもたちも「限界」を感じ、苦しい生活を余儀なくされてしまいます。その子どもへの影響は人生を左右する場合があり、家から離れていくこともあります。

　家族は子どもたちも含め、多くの時間を使って長い年月にわたり努力と苦労を重ねていきます。アディクションは家族や身近な人までも巻き込みながら進行していく生き方の病気でもあるといえるのです。

第4章

アディクションからの回復に向けて

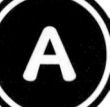

本人や家族への支援と方法

 本人と家族にかかわる意味とは ……………………………

　私の経験では、家族などはすぐに何とかしてほしいと性急に求めることが多く、さらにこれまでの本人とのかかわりから疲労困憊の状態で相談に来る場合が多くあります。そして、目の前にある借金の問題や仕事の問題など、これまでの長く苦しい経験から、話の順序がまとまらず、自分が伝えたいことを思うように話せなかったりすることがあります。また、本人、家族共に専門病院で入院治療をすれば、依存や障害が完全に治るという誤解が生じている場合もあります。

　一方で…

「ミーティングで自分の話をして、夫の問題が止まるのですか！」

「相談したからって治るのですか！」

「相談したからってこの問題がよくなるのですか！」

「お薬を飲んだら悩みが消えて楽になれるのですか！」

「お薬が問題を解決してくれるのですか！」

「回復、回復って何が回復なのですか！」

などの言葉を本人や家族から聞きました。

　これまでの数年間の苦労や必死に頑張ってきた背景のなかに、傷つきながらも相手への対応と仕方なく管理してきたことなど多くの体験があります。

　依存と障害から回復へ向けた一歩を踏み出すために、回復に対する動機づけを高めていく必要があります。そこで、相談したり自分のことやその悩みを話したりすることによって、問題を一緒に見つめながら考え、その人が生きていくために必要な選択肢がみえてきます。その結果、福祉サービスであったり、薬であったり、法的な制度であったり、仲間との分かち合いができる自助グループであったり、専門の相談窓口であったりと手助けになるような社会資源と結びつけることが可能になります。

　また、現在起こっている問題を話すことで、その人のなかで少しずつでも整理

がつくことによって前向きになることもできます。私は「落ち着いて考えたり、こころに余裕が生まれたりすることで、新たな選択肢を自らが選ぶことが可能となりますよ」と伝えるようにしています。そうすることによって、目の前に世話をしなければならない相手がいて、すぐに取りかからなければならない大きな問題が発生していて、そのことで気持ちが「いっぱいいっぱい」になっている自分を客観的に見つめることができるようになるからです。

　回復というのは、その個人によってその目的や目標が違います。まずは自分らしさを取り戻し、よりよく生きることの選択を優先しながら、回復につなげていくことが可能となっていきます。

　グループでのミーティングのときなどでは「人それぞれの生き方ややってこられたことをミーティングのなかで相手を通して、原寸大の自分が見えるように多くの体験を聞いてください。最初は聞くだけでも構いません。そして自分のことを少しでもお話しください。まるで鏡のように思えてくると思います。それが大きな回復の一歩と考えます」と説明をします。相手の話を聞くということによって、自分がしてきたことと重ねることができ始め、「あなたも同じことを…」「私も同じだった…」と分かち合えることで、グループ内での安心につながると考えます。

■本人への支援と方法 ………………………………………………

　アディクション問題に向き合う際には、目の前の問題や課題がたくさんあります。アディクションの対象によっては緊急な場合や救急医療（治療）を要するものもあります。

　本人を支援していくうえでは、今本人の問題となっているものやこれから取り組まなければならないものの優先順位がとても大切になります。まずは短期目標、次に中期目標、そして長期目標となっていきます。

　ここで、しっかりと問題解決に向けた取り組むべき課題を見つめて共に考えていく必要があります。

　インテーク（初回面接）では、以下の点に注意し、慎重に話を聞きます。

　1）クライエントの生育歴はどうなのか（出身地やその地域の特性を含め聴取）

2）家族の背景（家族内の関係を含みながら、どのように育ち、育てられたか）

3）家族内でのストレス・緊張関係や葛藤関係そして家族内の力動はどうであったのか。

4）クライエント自身が育ってきた学校生活の状況（友人は多かったか少なかったか。成績やクラブ活動、不登校やひきこもりの経験があったか）

5）学歴と生活、職歴（職場の人間関係でのトラブルなど）

6）結婚歴（配偶者選択の理由と配偶者との関係性はどうか。婚姻生活での問題は何か）

7）生活における自立度はどうか（誰がその生活を支えているか、支えていたか）

アルコール関連問題を例にしてみます。

　まず、これまでの飲酒歴を丁寧に聴取します。その人には健康なときが必ず存在しています。現在の姿とこれまでの姿と問題をしっかり受け止めながら聴いていきます。

　アルコール関連問題には違法あるいは違法とはいえないまでも法的に問題のあるものと、徐々に問題が深刻化していった背景を持ち合わせているものがあります。その人のこれまでの生き方とアルコールとの関係を受け止めながら聴取していきます。

1）初めて飲んだのはいつごろか。お酒との出合いは？

2）どんなお酒をどのくらい飲むのか（お酒の種類とその量）

3）飲み方の変化（昼間から飲む・朝から飲む・夜中まで飲み続けるなど）

4）酔い方の変化（酔うまで飲み続けるような問題飲酒となったのはいつ〔何歳〕ごろか）

5）飲酒が始まると繰り返されるパターン（飲み続ける連続飲酒やその日数）

6）酩酊時に出現する特徴（暴力・責めるような暴言と口癖・嫉妬・欠勤・ブラックアウトの出現・警察の保護）

7）内科的疾患・外科的疾患の既往歴（高血圧・心臓疾患・肝臓・胃などの消化器系疾患・膵臓・糖尿病・頭部外傷などの有無）

8）心療内科もしくは精神科受診の有無（うつ病・不眠・アルコール関連問題）

　このように、それぞれのアディクション問題を当てはめながら一緒に考えてみることになります。

　アディクションには始まりがあります。その始まりからこれまでの生き方に寄り添い、見つめながら共に取り組むべき課題を考えていきます。

　また、支援者としては、以下を理解しておく必要があります。

1）安心して治療や支援が受けられるような環境を整えること

2）アディクション問題は長期にわたる回復のプロセスを経ること

3）本人がすべきこととやるべきことに対して確実に向き合うこと

　長年かけてらせん状に深刻化したアディクションであるからこそ、ゆっくりと回復していく過程が前提であることを理解し、回復を信じてかかわることが大切です。そして支援者も陥りやすいのは本人や家族同様に「目の前にある問題やトラブルだけ」「やめさせるだけ」の解決（花だけを取り除く）を求めてしまうことです。支援の際には必要な対処を通じて回復に向けたかかわりを続けていく必要があります。偏見や誤解があり、本人なりのイメージの解決を求めるようなアディクション問題であることから、正しい知識や情報を伝えることが重要です。

■家族への支援と方法 ……………………………………

　多くの家族は借金や人間関係などのアディクション問題に振り回され、それが家庭内にも影響を及ぼしている状況にあります。「どうにかしなくては…」という気持ちのため、笑顔は消え疲労困憊となります。

　家族の支援では、懸命に努力した結果に対し支援者側が「イネイブリングですね」「共依存ですよ」として一方的にレッテルを貼り、単に伝えるのでは意味がありません。その人は懸命に頑張って努力した結果、今ここにいるということを認めることが重要となります。そして、頑張って生きてきたことに焦点を当てながら、その努力が「どういう結果」になったのかを一緒に考えることこそ、イネイブリングへの「気づき」を生む可能性となります。なぜなら、事実を受け止めながら何をすべきか見つめることができるからです。

　努力した結果が報われるとはかぎらないアディクション問題では、家族は長期間による対応のために自己尊重感や自己肯定感が低くなっており、「ダメな私だから」「悪いのは私」という気持ちになっています。そのことも共に寄り添い見つめていきます。

　家族に対するイネイブリングの聴取としては、以下の内容から相手を尊重しながらしっかり聞いていきます。

1) 飲むことや飲酒にまつわることにかかわっていないだろうか
2) アディクションによって起こった問題の後始末をしているか（その気づきがあるか）
3) 自分が相手の世話をしているか（その結果が次のアディクションにつながっていることに気づきがあるか）
4) アディクション問題に自分のこころが苦しいなど問題と感じたのはいつごろからか
5) 家族の巻き込まれ具合はどうか（誰が困って、誰が中心なのか。子どもたちはどう思っているのか）

　家族はよく「恥を忍んできました」と言います。そこにはこれまで懸命に支えてきた人々のつらい思いがあります。

　「恥」という思いは、家族にもあり、精神科への受診や相談することにためらい抵抗を示し、それでも限界が来たときに、やっとつらい思いを引きずって来るのですから、専門職としてしっかりと向き合って、その訴え（主訴）を「聴いて受け止めて」ほしいと考えます。

　家族は聞いてもらえたことでこころに余裕をもつことができ、自分の問題に目を向けたり取り組むことができたり、楽になったりすることで回復へ向けた支援が可能となります。

1.　恥ということ

　古くから「飲む・打つ・買う」は男の悪行・道楽といわれてきました。その背景にはいつも泣いている家族がいて、御曹司なら勘当されるなどが当時の対応でした。過去の対応では「お酒を飲ませないようにする」「これで最後だよと言って聞かせる」などの行為が問題を未然に防ぐ方法であり、深刻化させないことが目的とされてきました。そこには、外に知られないよう家の中で何とかしたい・すませたいという思いが隠れていました。

　家族などは恥ずべき行為を隠し、やめさせようと行動します。飲酒を例とすると多くは以下のような行動があげられます。

- お酒を取り上げる
- お酒を捨てる・隠す
- 飲み方について怒りをぶつける
- 見て見ないふりをする
- お酒の量を管理する。瓶に目盛りや印を付ける
- お酒の中身を薄める、入れ替える
- 酒屋さんに売らないようにお願いする
- 親戚や親からのパワーを借りて説得（説教）をしてもらう
- お酒がやめられるようお参りに行く
- 飲酒運転の事故処理をすべて肩代わりしてすませる
- カバンの中やスマートフォンの記録を確認をする
- 飲んでいるかどうかの確認をする

多くの人々が行ってきたこれらの対応は、本人がやめることを信じて、やらざるを得ない状況であったといえます。

なお、クライエント本人をだまして、強制的に病院などに連れていくことは、本人の反発を強める以外に何も得るものはありません。さらに自分がまだ深刻な状況と思っていないときに、病気や障害として精神科に受診することは、本人にとっても「恥」の一つとなってしまうのです。

2.　家族が変わる

家族は、自分の努力が結果的にアディクションの世話をしているということに気がつかない場合があります。世話に対しての指摘のみだと、家族の努力を無視し、頑張ってきた行為に対して「ダメ出し」をしてしまうことになります。家族内のコミュニケーションパターンや悪循環に対して、変化をもたらすことに焦点を当てながらかかわることが大切になります。

その面接技法の一つに、リフレーミング（否定的な意味を肯定的なものに変えるために使われる方法）があります（**表4-1**）。例えば、「優柔不断ですね」をリフレームしてみると、「柔軟性が高いですね」となります。

行動の意味をリフレームすることによって、個人や家族の新しい見方をつくっていきます。受け取る側もネガティブに受け取ることなく、同じ行動を別の視点

表4-1　リフレーミング例

事実と問題	リフレーミング
飲ませてきたのですね	一所懸命になられたのですね
お世話してきたのですね	身体が心配で頑張ったのですね
カッとしやすいのですね	情熱的に努力したのですね
こだわりやすいのですね	感受性の強い人なのですね
無理をしているのですね	期待に応えようとしているのですね

から肯定的にみることで、本人に対する自分の行動や行為を見つめることができるようになり、新しい選択肢を見つけることが可能となります。そして、その行動に対する「意味づけ」が変わり、対処方法が変えられるようになります。

　家族は自分のやり方で立ち直らせようと懸命になり、あるときはアディクションを理解しない人々からのアドバイスに傷つけられながら生活を送っていきます。傷つくのはつらいことですから、支援者としては、寄り添いながら一緒に見つめ直すように、動機づけと結びつけながら面接をしていくことが求められます。

　支援者がアディクションのメカニズムを理解してかかわることで、家族は自分のみで抱え込み、背負わなくてもいいことが理解できるようになります。また、家族のなかにこれまでと違った風を吹かせ、流れを変えることで家族の対応に変化が生まれ、新たな取り組みが可能となります。本人自身をすぐ変えるのではなく、家族の行動や思考が変わることで本人への対応に変化が生まれるのです。家族が楽になることができたり、相談してよかったと思えることが重要になります。そして、新たな選択肢によって回復への道を選び、歩み始めることも可能となるのです。

B 再　発

再発（スリップ）とその要因 ·····································

　再発することを「スリップ」（Slip）したなどということがありますが、これは、アルコホーリクス・アノニマス（AA）から広まった用語で断酒会でも使用されています。アディクションからの回復過程では、しばしばスリップを繰り返してしまいます。

　アディクション問題から回復していくうえで「使わない」「行わない」に「依存しない」が前提条件になりますが、"単に"「使わない」「行わない」「依存しない」ということが回復というわけではありません。つまり、やめることは一生の目標ではなく、「人生をよりよく生きるため」の「手段」であるということになります。"回復"とはいわゆるシラフという状態で、自分にとって意義のある人生を送ることを意味します。つまり、アディクション問題を抱える人にとっては一生が回復のプロセスということになります。

　その回復のプロセスのなかで、時折アディクションの対象物（行為）を使用（行って）してしまうことがあります。また、頻回に再飲酒して、再入院を繰り返すアルコール依存症者は、どこの病院や中間施設においてもみられます。再発の内側には恥ずかしさや罪悪感および後悔があり、再発の結果その問題が増悪する場合があります。

再発（リラプス）という考え方 ·····································

　アメリカでは、再発してしまうことを「リラプス」（Relapse）といいます。アルコール関連問題で使用される「リラプス」という言葉は再飲酒と同じ意味と理解されることも多いのですが、イコールではなくもっと広い意味で使われています。アルコールや薬物などを使用してしまう行為の多くは、回復していく過程のなかで感情や自分自身のコントールを失っている場合に生じます。リラプスは、

再飲酒につながるような思考や行動になってしまったときのようなアンバランスな状態に陥る過程で、再飲酒という行動が現れるという考え方になります。つまり、回復過程おける生活で、強いストレスがかかり苦しい状況に追い込まれたときに、自分の苦痛を軽減もしくは回避するためにアルコール・薬物・ギャンブルなどの使用が必要となってしまうということになります。

　何度もリラプスを繰り返す人は、「回復するだけの能力をもっていない」「やめる気がない」と考えられてしまいがちです。しかし、回復する力や能力がないのではなく、これまで具体的にどう対処すればよいのか、本人が理解できる言葉や環境で学んだことがなく、そのため自滅的な行動を選び、逃げ場がアディクションの対象となり、「いちかばちか」「どうにでもなれ」「何もかも、もういい…」という考え方が優先することでリラプスにつながる場合が多いとされています。また、リプラスを繰り返す人は、「自分にかぎって…　大丈夫だ、飲みたいと思わないし、欲しいとも思わない」と言いながら、アディクションの対象に接近する場所を自ら選ぶ傾向があります。例えるなら、本当は濡れる必要がないにもかかわらず、わざわざ雨が降る日に傘もささずに歩いているようなものです。これらの行動は、時に自信過剰となって出現し、非常に危険なものとなります。

■再発の要因

　再発の要因にはさまざまなものがあります。以下にウィリアム・ホワイトがあげた7項目を例として示します[1]。

1.　渇望からくるもの

　まるで水を欲するかのように、その対象となるものを求めてしまうことです。どこかで強い欲求があり、自覚はなくとも身体的な欲求から再使用してしまうことを意味します。

1) White WL : Pathways ; From the culture of addiction to the culture of recovery, Hazelden, 1990.

2. 衝動からくるもの

「ふとした瞬間、買い物かごにビールを入れている」「帰り道にパチンコ店の駐車場に車を停めていた」「ポケットに商品を入れていた」というように、対象となるものを使おうとしたり、行おうとしたりする意図がなく手を出してしまうもので、何の抵抗もなく再使用してしまいます。

3. 自分の認知を試そうとするもの

「抗酒薬（シアナマイド）の効果はどんなものだろうと試して飲んでみる」「以前に通っていたスナックで、コーラを飲んでカラオケを楽しんできた」「わざと赤ちょうちんの前を通ってみた」「いつものパチンコ店へ行き、パチンコがしたいか試してみた」など、自分の状態を試し、アディクション自体を否定しようとします。その結果、"必要とは思わない"と対象を確認する行為や、十分に計画してその対象を認識したうえで使ってしまうこともあります。自分には対象となるアディクションは存在せず、ほかに問題があったのだと考えてしまいます。

4. 現実逃避からくるもの

家族や支援者からの期待に応えようとすることがプレッシャーとなり、同時に失敗してはいけないとその恐怖に曝されます。また家族からの責めや回復を求められるような状況に対して、その強いプレッシャーからの逃避から再使用してしまいます。

5. 喪失からくるもの

これまでアディクションの対象となるものばかりに目を向け、現実逃避ばかりをしてきたために見えなかったものが、回復の過程で見えてきます。回復過程においてこれまで失ってきたものに対する悲しみを知ることになります。この喪失体験が回復を阻みます。つまり、こころの痛みに対して、嘆きながら過ごすことがとてもつらく、不安やうつ的な気分となった際、この喪失というこころの痛みから解放されるための簡単な方法となる再使用を選択してしまいます。また、喪失体験を忘れるために対象となるものにのめり込んでしまうことにつながります。

過去の喪失体験が現在の自分に与えている影響に気づき、酒のない新しい人生

を生きていくために、奥に秘められた悲しみと向き合い、癒やしの作業をすることが必要とされる場合、この悲しみを癒やす作業としてグリーフワークがあります。

6. 怒りからくるもの

　家族とのトラブルや仕事上での強いストレス、あるいは自助グループ（セルフヘルプグループ）のメンバーとのトラブルや意見や考え方の違いから憤りを感じ、そのグループから遠ざかり、対象を再使用することがあります。また、家族からの言葉を批判と受け止め怒りに転じたり、もともと他者に対して攻撃的な思いが根底にある人は、「オレを理解してくれない」「理解されていない」と人を傷つけたりしてしまいます。怒りは破壊的な衝動へと向かい暴言や暴力となり、再使用してしまう行動をとってしまい、さらに自分のこころや身体へ強い影響を与えてしまいます。

7. 自己嫌悪からくるもの

　自己評価が低く自分に自信がなかったりする場合、依存から回復する価値などないと考え、自分に対して「もうどうでもいい」と自己破壊的な行動をとってしまいます。

■再発を促すような「こころの中のささやき」といわれるものとは

　自分自身が依存症であると十分にわかっていながらも、うまくアディクションをコントロールできるのではないかという幻想にとらわれることがあります。そして「ちょっとくらい、いいのではないか」「ほんの少しくらい」という「魔が差した」ことからハマり込んでしまう状況に陥ります。

　「1年もやめたのだから、1回くらい大丈夫ではないか」「10年もやめていたから少しくらいなら…」「女房が遊びに行っているから、今夜くらいは…」「家には誰もいなくなったから、ちょっとくらい…」「今ならグループの連中も見ていないから…」「臭いがしない程度なら大丈夫だろう…」「酒は臭いがするので、睡眠薬なら…」「これはギャンブルではないから、ゲームくらいなら…」「法的にヤバ

イ薬ではないし、市販薬なら…」「リセットするには…なかったことにすればいい…」というように回復の途中で一息つくかのように、再発（スリップ）してしまうことがあります。

　アディクションを抱えた人は痛みに弱いといわれます。こころの痛み（絶望感など）・金の痛み（浪費など）・身体の痛み（歯や腰、他の合併症など）・生活環境の痛み（アパートの転居、身内の入院や死亡など）・家族への痛み（夫婦の関係、子どもとの関係、子どもの問題など）などを依存の対象によって麻痺させ、さまざまな痛みから逃避してきた背景をもっているからです。

　回復初期のタイプには、人のアドバイスや体験談が聞けず相手に対してつっぱるタイプ、オセロゲームのように、白か黒かの状態となり、少しのことですべてがイヤ（黒）になってしまうタイプ、自分が過度に頑張り努力を重ねているのに対して仲間の努力が足りずに「怠け」ていると感じてしまうタイプなどもあります。また、自分の目標を高くもち過ぎてそれに向かい達成感を求め過ぎて失敗してしまうタイプも存在します。支援者に対して境界なく、好意を寄せたりしてしまうこともあり得ます。

　私は、これまでかかわってきた人々の再発について、個々に何らかの問題があるのではないかと考え、それぞれのケースについて分析をし、再発の要因をまとめました（**図4-1**）[2]。これまで生活面から再発を考えた場合、このような問題が明らかになっており、これらは前述したウィリアム・ホワイトの再発の要因とも共通するものがあります。

■ クロスアディクションの存在 ....

　例えばアルコールをやめてから、酒なしの人生に対してある種の不安や空虚感などが現れ、それを補うために今までとは違った（アルコールではない）依存対象を求めてしまうことがあります。また、アディクション問題を抱えている状態でアディクションがエスカレートする段階において、他のアディクションが重複したり、回復の段階でアディクション問題が連鎖してしまい、アディクション問

2）長坂和則：アディクション問題の地域ケア. 精神保健福祉, 42（2）：90-93, 2011.

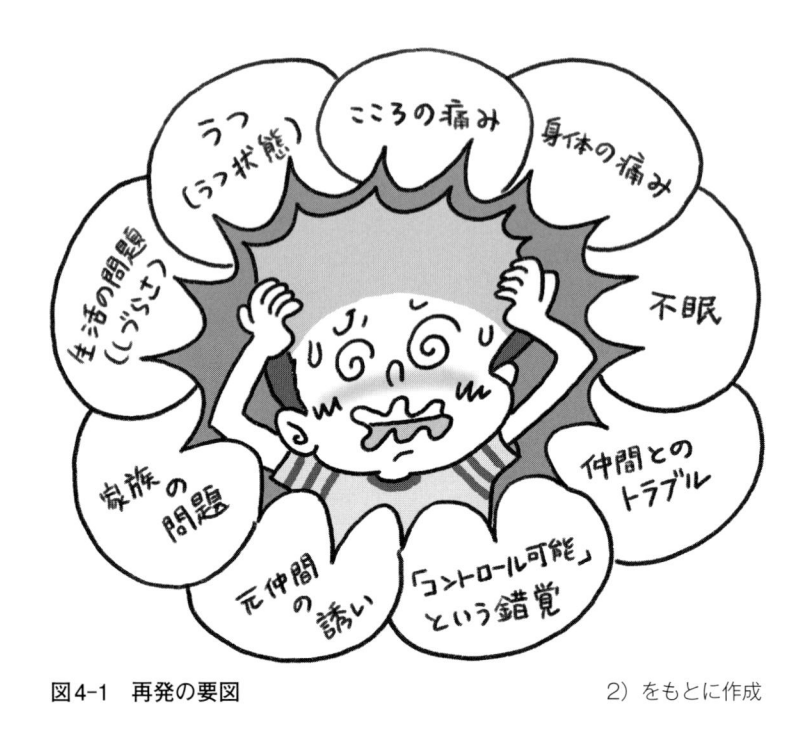

図4-1　再発の要図　　　　　　　　　　　　　2）をもとに作成

題が複合していくこともあります。

　「酒をやめたのだから、パチンコぐらい…」「たばこまではやめられない…」「たまにはボート（競艇）でもやって…。俺は券を買わないで見るだけだ…」「少しぐらい楽しみがあったっていいじゃないか！　競馬ぐらいかまわないだろう」「飲む必要はない…。眠れないときに少しの睡眠薬があればいいんだ…」「落ち着かないときに、薬（精神安定薬など）が欲しい…。薬がないと不安だ…」「酒をやめて仕事一筋に…。仕事をすれば飲まずにすむ…」などと考え、アディクションが移行したり、重複したりします。

　代表的なものにギャンブル（パチンコ・麻雀・競馬・競輪・競艇など）があります。そのほか、仕事が生活のすべてになったり、薬物を乱用したり、リスクをはらんだ性的な刺激を求めたり、感情がコントロールできなくなったり、衝動的に買い物をし続け欲求を満たしたりするなど、アディクション同士が微妙に絡み合った状態で存在している場合が多くみられます。

クロスアディクション事例；恋愛依存を例に…

　Y子さんとC雄くんは恋人同士、関係も良好で仲良しでした。

　Y子さんはC雄くんのことがとても好きで、Y子さんの頭の中はC雄くんのことでいっぱいになり、そのうち、四六時中C雄くんのことばかりを考えるようになりました。

　Y子さんはC雄くんに対して、時間があればメールやSNSで連絡をとり、既読にならないと不安になり、イライラしたりするようになりました。そして、電話をかけて「どうして読んでくれないの？」と相手が何をしているかを考えずに何度も連絡をするようになりました。

　Y子さんは、しだいにエスカレートしていき、C雄くんの行動が知りたくなり、気になって仕方なくなってきました。毎日のように食事に、休みの日にはドライブに誘い、今日の予定や明日の予定などを聞いては確認をするようになりました。時にはC雄くんのスマートフォンの中までも確認するようになり、Y子さんのこころの中はどんどんC雄くんばかりになっていきました。

　C雄くんはY子さんの行動が自分を「束縛」していると感じるようになりました。

　あまりにも頻繁なSNS・メールや電話に対して「少しだけ距離をとりたい」というC雄くんの気持ちをY子さんは理解できず、「こんなに好きなのになぜわかってもらえないの！」と感情的にもなりました。

　しだいに二人の関係がつらくなっていったC雄くんは、Y子さんから離れることにしました。

　これまでY子さんのこころの中のほとんどを埋め尽くしていたC雄くんが離れてしまうと、Y子さんのこころは崩れ落ちるかのように大きな穴が空いてしまいました。

　Y子さんはC雄くんとの間にできた「傷ついたこころの深い溝」を埋めるかのように、次の対象となる男性を見つけようと躍起になるだけでなく、アルコール・薬物・食べ物（拒食・過食）・買い物などにのめり込んでいきました。

　アディクションの対象はスライドし「のめり込み」が始まると新たなアディクション問題が表出していきます。このようにアディクション問題は姿や形を変えながら存在していくのです。

　また、この事例とは逆に自分が「見捨てられるのではないか」という「見捨てられ不安」を感じた際には、傷つきたくないという思いから、相手を切り捨てるように自分から離れていく場合もあります。その際にもやはり同じように、自らつくった「こころの深い溝」を埋める行動へと突き動いていきます。

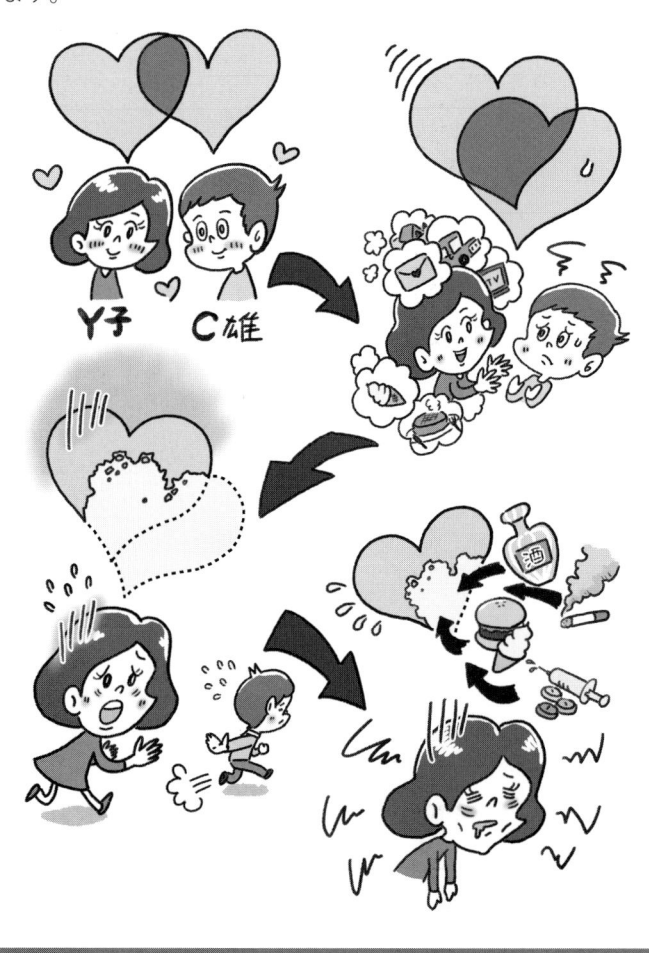

C 回復を支える

 回復とは ••

　アルコール依存症の場合、昔はお酒を飲まないことだけが目標とされ、「治療の三本柱」として、通院、抗酒薬、自助グループが大切といわれてきました。回復ということも、あまり重要ではなかったと思います。残念ながら、この治療の三本柱に従わない依存症者（本人）は、まだ、いわゆる「底つき」がないとして、治療や支援の対象者から、排除された時代が長くありました。

　どのように優れた方法でも、その方法だけしか認めないのだとしたら、それはただの押し付けであり、支援者として利用者に寄り添うことはできないと考えられます。そのような視点から「動機づけ面接技法」が、注目されています。近年ではさまざまな方法のなかから本人が自分に合った方法を選択していくことが重要視されています。またアディクション問題を抱える人は、自ら選ぶ結果を受け入れ学びとるプロセスを恐れがちです。同じように回復においても、さまざまな回復のプロセスがあり、そのなかから、本人自身が選び実践していくことが必要です。

　自分で考えて自分で選んでいくことは、自らの回復する力を信じることにつながります。つまり、自らを価値のないどうしようもない人間と思い込み（決めつけて）自己評価を低くしてしまっている本人の自己評価を高めることになるのです。自己評価を高めていくことは、回復していくためにもっとも大切なことといえるかもしれません。

　ここでアメリカで提唱されている回復の定義のうちの一つを紹介します。アメリカの著名な依存症の専門家であるウィリアム・ホワイトは、①対象となっている物質に依存していないこと、②精神的、身体的に健康な生活が送れていること、③一人の社会人として責任のある生活が送れていること、の3つを回復の定義として提案しています。以下、それぞれについて、確認してみましょう。

1）対象となっている物質に依存していないこと

　当たり前のことかもしれませんが、それぞれの対象となっている物や行為に依存していないことは、まず大切なことです。

2）精神的、身体的に健康な生活が送れていること

　精神的、身体的に健康であることと一口に言っても、抽象的で少し難しいかもしれません。単に病院に通っていなければ健康であるということではありません。反面、病院に通いながらでも、必要だと感じる、医療を含めたさまざまなサービスを納得したうえで選択し利用しながら、地域で安心した生活を送っているのであれば、精神的、身体的に健康な生活が送れているといえます。

3）一人の社会人として責任のある生活が送れていること

　会社などで働き、収入を得ているということもあると思いますが、収入を得ていなくても、地域社会のなかでボランティアなどの活動を行いながら、社会に貢献しているということも含まれます。

　リハビリテーションという言葉は、単なる機能回復のみではなく、「人間らしく生きる権利の回復」や「自分らしく生きること」という意味を含んでいるように、回復にも同じことがいえると思います。単にお酒を飲まない、薬を使わない、ギャンブルをしない、ことを目指しているわけではないのです。

◢ 回復のプロセス・回復のプログラム ……………………………

　回復という言葉を生み出して、依存症や障害をもちながら人生を生きてきたのは、当事者たちです。ここでは、依存や障害を抱えた当事者たちが、どのように回復の道を歩んでいるのかを考えながら、述べていきます。

　筆者は、今は「自助グループ」という言葉を使わなくなりました。英語でいえば「セルフヘルプグループ」となりますが、前述のウィリアム・ホワイトが2007年に日本に来たときに、捨て去る必要のある言葉の一つとしてあげ、「自分の靴ひもを引っ張って自分を持ち上げる」ような意味合いになるからとし、代わりに「相互支援グループ」という言葉を使うことを奨励していました。

　回復のプロセスやプログラムを考えるときに大切なことは、「相互支援」、つま

り一人ではなく、グループの一人ひとりが互いに助け合っていく、という視点です。「セルフ：自助」という視点で考えるものと「ミューチュアル：相互支援」という視点で考えるものとでは、プロセスもプログラムも、まったく違うものになります。

　回復にはプロセスが大事であり、そのための一つのプログラムとして代表的なものが、AAなどで使われている「12のステップ」です。このステップの1〜12に一貫して流れているものは、「自助」ではなく「相互支援」、当事者が互いに助け合って進めていくということなのです。この「12ステップ」についての詳細な説明は他の成書に譲りますが、内容としては、まず、第一に病気であることを認め、まっさらな気持ちで今までの生き方を一つひとつ変えていくことです。そのために必要なのが、同じ問題をもった仲間同士がつながること、仲間を鏡として自分の問題に気づくこと、自身もまた仲間の鏡として仲間の役に立っているのだという自尊他尊の感覚をもつことなどです。そのようにして少しずつ回復の道を歩んでいきます。

■相互支援グループにつながること・つなげること・仲間を得ること

　なぜ相互支援グループにつながる必要があるのかというと、一人ではなかなか自らの生き方の問題に気づきにくいということがあります。逆にいうと、アディクション問題を抱える多くの人が自らの生き方の問題を直視したくないがために、一人でいるのかもしれません。

　人と人との関係を通して自らの生き方の問題に気づいていくための有効な手立ての一つが、相互支援グループに参加するということでしょう。相互支援グループのなかで多くの人が回復していることも、このことを証明していると思います。一人で回復することは、とても難しいことです。

　ここでは、そのような無理な方法ではなく、多くの人が回復している方法である、相互支援グループにつながることについて、さらに詳しく説明します。

　アディクション問題を抱えた人が社会のなかで回復していくには、例えば、アパートを借りる際の保証人や会社に入る際の保証人などのような存在が必要にな

ります。普通は、保証人になってくれるのは家族や友人なのですが、アディクションを抱えた多くの人の場合、アディクションの進行とともに家族や友人に迷惑をかけて、関係を失っています。家族や友人からの支援を受けるためには、関係を一からつくっていく方法を学ばなければなりません。

　グループに入ると、おのずと家族や友人からの支援を受けるための方法を身につけられるようになります。グループの仲間とステップを進めるときに、「手伝ってほしい」「助けてください」と言わなければプログラムが始まらないことからも説明ができます。まず、同じ悩みを抱える人のなかで学んでいく、勉強をしていくことから始めるということです。

　相互支援グループに入ったら、ただ単に参加するだけでなく、自身は仲間から支えられ、仲間を支えている一員であるという、お互いに支え合える関係を築いていきます。その一方で、自分自身のやるべき生活やステップをバランスよく進めていくことが、人としての成熟を促していきます。日本では「習うより慣れろ」という言葉がありますが、相互支援グループのなかで役割をもつなどして、さまざまな活動のなかから、人と人の付き合い方や関係のつくり方をリアルに学んでいくことが大切だと思います。そうした活動のなかから、これから関係をつくっていく必要がある一般の人や家族との関係づくりのひな型をおのずとつかんでいくことになるのです。

　支援者のなかには、相互支援グループに参加することだけを勧めている人が多いのですが（自助グループという言葉から、誤解している人も多いのでしょう）、相互支援なのですから、参加するだけでは不十分です。継続したかかわりのなかで、相互支援グループ内での役割を担っているか、ミーティングが終わった後にフェローシップに出ているか、本人に聞いてほしいところです。役割やプログラムなどを真面目にやり過ぎることも危険です。時には気心の知れた仲間と気楽な談笑をする時間をもつことも必要です。人間関係のなかでリラックスできるようになれば、仲間に対していっそうの信頼関係を育むことができるでしょう。ここでも大切なことは、当事者がお互いに助け合っているという感覚をもつということです。

　なお、生活保護制度のなかでは、宿泊研修会（ラウンドアップなども可）の参加費も支給されるので、ぜひ申請して参加することを勧めてください。日々の例

会、ミーティングのみの参加では、相互支援グループに参加することの重要性の半分も理解することはできないと思います。

支援者として見守ること（距離）

　昔、筆者はある精神障害のある人に、支援者の私に名前を付けてほしいと頼んだことがあります。その人は、サポーターという名前を付けてくれました。それ以来、筆者は、クライエントのサポーターになろうと考えて、ソーシャルワーカーとして働いてきました。

　残念ながら、「ソーシャルワーカー」という言葉は、それほど一般に周知されているわけではありません。医師や弁護士などの有名な専門職であれば、間違いなく医師や弁護士と呼ばれますが、クライエントから、「ソーシャルワーカー」と呼ばれることはとても少ないのです。そして、ソーシャルワーカーは具体的に何をしてくれる人なのかということをクライエント自身もよくわからないのが現状でしょう。

　ソーシャルワーカーとクライエントとの距離がうまく測れず、あいまいになることもあります。筆者は、「サポーター」と精神障害のある人に呼ばれたときに、クライエントとの距離感がしっくりときた感じがしました。その当時、スポーツの世界でもJリーグが始まり、サポーターが重要視されてきました。サポーターが応援することにより、チーム自体が強くなることが社会でも認知されてきたのです。サポーターはゲームに出ることはできませんが、選手の日ごろの頑張りなどを認めて、チームを「信じて応援をすること」が役割です。

　こうして筆者は、ソーシャルワーカーがサポーターとしてクライエントを応援することが、クライエントの力をつけることにつながると信じられるようになりました。

それぞれの回復の場

　アメリカであれば、回復の場は、まず100％回復支援施設でしょう。映画やテレビなどで頻繁に取り上げられ、社会的な認知度も高く、司法制度などにも組み

込まれているからです。そして、回復支援施設から相互支援グループにつながることになります。

　日本ではどうでしょうか。医療保険や社会福祉などの制度や断酒会の活動などもあり、さまざまな回復の場があります。病院、クリニック、回復支援施設、相互支援グループなどがあげられます。病院といってもさまざまで、アディクションの専門のプログラムがあるところもあれば、とくにプログラムのないところもあります。同じように、クリニックや回復支援施設にも、さまざまなプログラムや特徴があります。筆者は、機会があれば、病院、クリニック、回復支援施設、相互支援グループ、断酒会などのミーティングや例会に参加しています。

　大事なことは、病院へ行けばよい、クリニックに行けばよい、回復支援施設に行けばよい、などと単純なものではないということです。なぜよいのかが自分の言葉で伝えられるように、支援者も足を運んでみてください。

　夜の断酒会の例会やAAなどのミーティングに参加してみることを、ぜひ勧めてほしいと思います。当事者の力は、専門家にはない力なのです。また、専門家には、当事者の活動を育てていく役割があると思いますので、意識してかかわってほしいと思います。

　筆者は、クライエントには、1回参加してすぐに決めるのでなく、3回ぐらい参加してから、自分に合うかどうかを決めるように勧めています。1回や2回では、どれほど飲んだか、どのくらいギャンブルで負けたかなどの話ばかり気になって、「自分はそれほどひどくはない」と仲間との違い探しをしてしまいがちです。回数を重ねるにつれ、仲間が今直面している行動の背景や気持ちの揺れがみえてきて「自分と同じなんだ」と実感が湧いてくるものです。

　すべての回復の場に参加するのは、なかなか難しいかもしれません。近くに、専門の相談機関があれば、そちらに相談することを勧めるのもよいでしょう。

　また都道府県や政令指定都市の精神保健福祉センターや専門の病院やクリニック、回復支援施設に相談することを勧めるのもよいでしょう。

　回復の場に参加するのは、あくまでも本人であることを忘れずに、支援者の押し付けにならないようにして、本人自身が決められるように支援していくことが大切です。

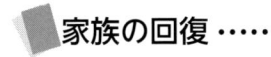家族の回復 ･･･

　家族はアディクション問題が進行していく過程において、アディクションを抱える本人のことを思い、考え、状況（事態）が好転することを願って生活を送っています。そしてその対象となる問題に「巻き込まれ」ながら、何とかしようとイネイブリングを続けてしまいます。周囲からは「あなたがしっかりしないから」と責められたり、本人からも「お前が悪い」と責められたりします。そのために本人の行動や金銭の管理をするようになり、やがて、借金であれば、代わりに支払って解決に向かおうとするなど、問題を表面化させず結果的に「隠してしまう」ような行動となります。すぐ目の前にある問題によって、まるで目隠しをされたかのように本来のアディクション問題がみえなくなってしまうのです。

　一方で本人の問題の解決が優先となることから、ほかの家族のことは後回しになってしまいます。例えば子どもたちに目が向かず、子どもたちの間で起こっていることに対して、何もなかったように生活をしてしまいます。家族にもそれぞれ傷ついた体験がありますし、安らぎのない生活を余儀なくされている現実もあります。

- これまで自分は頑張ってきた
- 一所懸命に相手のことを思い、子どものことを思い、努力してきた
- こころが切なくなりながらも生きてきた
- 身体が疲れきっていても状況をよくしようとしてきた
- 憎しみや悲しみの感情で埋め尽くされていた
- 何で私だけがこんな思いをしなければならないのかと思い詰めた
- 仕方ない…これが私の人生（運命）なのだと諦めてしまった
- 誰にも認めてはもらえず、何をもっと頑張ればよいのか途方に暮れた

家族の回復には、まずこれらの努力に対して批判やジャッジされることなく、これまでの行動などをしっかりと受け止めてくれる環境が必要となります。これらの状況を受け止める存在が専門の医師やソーシャルワーカー（精神保健福祉士など）となります。

　個別の面接などの自分の思いや感情を表現できる場所でその支援を受けることにより、依存と障害を客観的に見つめることができるようになっていきます。

　家族が回復するためには、対象となるアディクションについての「知識」や「情報」を得ることがとても重要なことになります。「知識」や「情報」を得る場としては、専門病院の医療福祉相談室や公的機関となる保健所・精神保健福祉センターの相談窓口があります。

1. 言いっぱなし聞きっぱなしの場所

　アディクション問題で同じつらく苦しい体験をした人々がいる、安全で安心して話せる家族のグループがあります。

　そこでは自分の体験を話すことができます。自分の家で起きたことや、自分の家族のことを話すのはとても勇気がいりますし、恥ずかしいと感じる場合もあります。しかし、その場にいるのは同じ体験者ですので、温かく迎えてくれると思います。

　自分の本人に対するかかわりも確認することができます。自分自身の本来の役割と笑顔を取り戻すことによって、本人への対応が変化していきます。

　アディクション問題の事実を見つめながら、これまでやってきたことに対する「気づき」があったり、整理がついたり、本人に対する感情が落ち着いたりしてきます。人の話を聞くことや自分のことを話すことが可能となったとき、本人に対して「お世話することから離れる」という行為が、本人自身への変化にも影響を与えることにつながります。

　家族グループは、長い年月つらかった過去を吐き出せる場であり、受け止めてくれる場です。一方で、長くつらかった時間は「お世話することでいっぱい」だったために、世話をすることで自分自身とその役割が存在していました。そのやらなければならなかった世話を生活の一部から排除することは、一つの喪失のような体験になるかもしれません。しかし、その喪失体験ですら家族グループで共有できる内容となるのです。

　アディクション問題は再発があるのも事実です。だからといってこれまでの苦労が水の泡となることはありません。知識や対応によって家族も「SOS」の発信ができるようになります。

2. 子どもに目を向けて

　そして、世代伝播を防ぐためにも子どもに目を向けることが重要です。これまで子どもが自分の愚痴の相手などになっていなかったか、子どもだけでなく本人や他の家族に対する暴力や暴言を見たり聞いたりしていなかったか、子どもに何らかの問題（不登校・摂食障害・自傷など）がみられないか、などがとても大切になります。

　子どもたちにも本人はアディクションという依存や障害であることを伝え、これまで起こっていたことの原因はそこにあるということを理解してもらうことが必要となります。子どもたちが「怯えず」に「いい子」でいなくてもいいように、一緒に考えて回復への道を歩んでほしいと思います。

第5章

アディクションの歴史

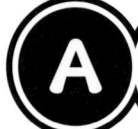

戦前のアルコール関連問題

　本節ではアディクションのなかでは最古であり最大の問題であるといえるアルコールに絞って、戦前の日本のアルコール関連問題について、一断面ではありますが考察します。

秋田県の山村のアルコール関連問題 ·····························

　まずは戦前の1936（昭和11）年に秋田営林局が発行した「秋田県仙北郡田沢村大字玉川部落経済実態調査」について、検討します[1]。

　文書の発行された当時の時代背景を年表にしました（**表5-1**）。

　第一次世界大戦終了後の平和の訪れと祝祭的なムードは、ニューヨークのウォール街の株式市場の大暴落に端を発する世界恐慌によって終わりを告げ、やがて暗い時代に突入しました。日本では、世界恐慌や東北地方の凶作により、農村が窮乏し、飢饉や娘の身売りが行われ、青年将校たちが国家改造を掲げ、決起した五・一五事件や二・二六事件の勃発した時代です。

　この報告書はそのような時代の秋田県の山村の経済実態調査です。

　まず、注目される項目として、この村の1930〜1934（昭和5〜9）年にかけての「犯罪の種類及び件数」ですが、起こった犯罪の9件はすべて濁酒（どぶろく）の密造でした。その原因として、「古来の習慣性」「年少より酒を嗜む」「経済的なること」「酒を売る店無きこと」があげられています。そしてその対策としては「家庭経済上飲酒代の如何に影響せるやを如実に示し且つ濫酒の害毒を懇々説伏に努めたる外・・・」「酒類密造矯正委員による取り締まり」「酒店の誘致（2店できるが貸し倒れとなる）」「飲酒習慣の改善（酒でなく茶菓で接客する）」が

1）秋田營林局：秋田縣仙北郡田澤村大字玉川部落經濟實態調査. 山村經濟實態調査；第三號, 1936.

表5-1　時代背景

1920（大正 9）年	アメリカ、禁酒法始まる
1922（大正11）年	日本で未成年者飲酒禁止法制定される
1929（昭和 4）年	世界恐慌始まる
1931（昭和 6）年	満州事変始まる
1932（昭和 7）年	五・一五事件起こる
1933（昭和 8）年	アメリカ、禁酒法を廃止
1935（昭和10）年	アメリカでAA始まる
1936（昭和11）年	二・二六事件起こる
1937（昭和12）年	支那事変（日中戦争）始まる

行われています。

　この調査には「生活の改善関係（一）禁酒節酒に関するもの」という項目もあり、いくつか抜粋ですが、

　一、出来るだけ個人、家族、部落の禁酒を奨励すること

　一、十二日祭、荷縄はづし、馬作酒、馬勘定酒を止めること

　一、諸雇、諸手傳に酒を出さざること。但し葬式、穴掘り等特に難儀な仕事には適宜振舞うこと

という方針が述べられています。「荷縄はづし」とは、この地域で毎年秋に行われていた祭りで、収穫も終わり、作物を運んだ縄を肩から下ろして、今年の苦労をみんなでねぎらおうというものです。「勘定酒」は、秋田の竿燈会で昔から行われていた大事な行事で、町内のいろいろな商店が、祭り期間中につけで買い物をした分のすべての支払いをし、その後、三役でその年の反省をしたり、来年のことをビールで一杯やりながら、話をするものです。

　この調査を読むと、飲酒習慣に対する問題意識はあるのですが、「保健衛生」の項目があるにもかかわらず飲酒関連の記載はない、犯罪としての密造酒は問題とされていますが医療・保健・福祉的な視点はないというのが、現在からみると目立ちます。対策としても「飲酒習慣の改善」や「できるだけ…禁酒を奨励する」とする一方で、「酒店の誘致」や「難儀な仕事には適宜振舞う」という微温的な態度がうかがえます。また、この文書は国の組織である営林局によって行われたため、上からの調査分析と指導による改善が顕著で、住民たちが自分たちから変わっていこうという姿勢は見受けられません。

◆　109　◆

宮沢賢治とアルコール関連問題 ··

　密造酒の問題は、宮沢賢治の『税務署長の冒険』[2]という作品のテーマにもなっています。あらすじは、税務署長がユグチュユモト村にやってきて、濁酒密造防止の演説を行います。それを聞く村人たちは、署長の言葉によっては時折青くなったり、手を叩いたりして喝采します。演説を聞く村人の反応から、彼らが密造酒を造っているとにらんだ署長は、演説を行った翌日、部下をユグチュユモト村に遣わしますが密造の証拠をつかむことができませんでした。そこで署長自らが「乾物商」に変装してこの村に乗り込むことにしました。村のなかを探り続けてやっとのことで、椎茸山の中に密造酒工場があることを発見しますが、その途端村人に捕まってしまいます。数日間監禁された後、部下のシラトリ属が警察官たちと共に署長の救助に駆けつけます。酒の密造にかかわった村人たちは次々と捕縛され、事件は解決するという物語です。

　宮沢賢治は1933（昭和8）年に亡くなっているので少し時代は遡りますがほぼ同時代の人であり、賢治の活動した岩手県も秋田県とは隣同士です。宮沢賢治は、せっかく苦心して収穫した貴重な米を、濁酒にして飲んでしまう農民にきわめて批判的であったといわれています。

　宮沢賢治は菜食主義でしたが禁酒主義ではありませんでした。自分から進んで飲むことはありませんでしたが、付き合いで酒を勧められると水でも飲むように飲み干して返盃したといわれている一方、密造酒や飲酒問題について関心をもっていました。

　当時は、労働者や農民などの階層でアルコールに問題がない人も健康への害を減らしたり、家庭や社会の荒廃を防いだり、家庭や社会の無駄な出費を減らそうという目的で社会改良運動の一環として、「禁酒会」がありました。賢治は1927（昭和2）年に『藤根禁酒会へ贈る』[3]という一文を残しています。

　　〈前略〉

　　酒を呑まなければ人中でものを云へないやうな

2）宮沢賢治：税務署長の冒険. 宮沢賢治全集（7），ちくま文庫，1985.
3）宮沢賢治：1092　藤根禁酒会へ贈る. 詩ノート，青空文庫，2013.

> そんな卑怯な人間などは
> もう一ぴきも用はない
> 酒を呑まなければ相談がまとまらないやうな
> そんな愚劣な相談ならば
> もうはじめからしないがいい
> われわれは生きてぴんぴんした魂と魂
> そのかゞやいた眼と眼を見合せ
> たがひに争ひまた笑ふのだ
> 〈後略〉

　宮沢賢治には『カイロ団長』[4]という童話もあります。カエルの世界に仮託した寓話ですが、現在でいうアルコール依存症の症状とされている飲酒のコントロール障害が書かれています。

　「ほんとうにねい。おいら、お酒をなぜあんなにのんだろうなあ。」

　「おいらもそいつを考えているんだよ。どうも一ぱい目と二杯目、二杯目と三杯目、みんな順ぐりに糸か何かついていたよ。三百五十杯つながって居たとおいら今考えてるんだ。」

　さらに宮沢賢治の童話『ポランの広場』[5]には、政治家の酒盛りや密造酒工場が登場しますが、それに対する賢治の理想郷として、山猫博士が「酒を呑まずに水を呑む」と「ポランの広場の歌」を歌います。

> 今度は僕がうたふよ。
> つめくさの花の　　咲く晩に
> ポランの広場の　　夏まつり
> ポランの広場の　　夏のまつり
> 酒を呑まずに　　　水を呑む
> そんなやつらが　　でかけて来ると
> ポランの広場も　　朝になる
> ポランの広場も　　白ぱっくれる。

4）宮沢賢治：カイロ団長. 宮沢賢治全集（5），ちくま文庫，1986.
5）宮沢賢治：ポラーノの広場. 宮沢賢治全集（7），ちくま文庫，1985.

　戦前から戦後の高度経済成長期以前のアルコール関連問題は、主に経済問題と酒乱でした。それまでアルコール飲料は現在と比べて相対的に高価で、庶民の収入では、身体を壊すほど多量の飲酒は難しく、その前に生活破綻が起こってしまったのでしょう。また、太平洋戦争中から戦後すぐの時代には、物資の欠乏により酒類は配給制になっていて飲もうにも飲めない時代でもありました。アルコール関連問題が大きく社会問題化したのは高度経済成長期に入ってからです。

B 久里浜病院での取り組み；日本初のアルコール依存症病棟の変遷

　アルコール関連問題は、経済とのかかわりが大きいといえます。高度経済成長期には、アルコール消費量が経済成長とともに伸びました。それまで農村の伝統社会で生活していた人たちが、都会で生活するようになり、当然、飲酒習慣も変化しました。工業化が進み、大量生産と大量消費の時代になり、販売方法もカップ酒を自動販売機で売るといった、路上で未成年者でも誰でも買えるという、世界的にみるととんでもない売り方が「発明」されたのです。これは日本の公衆衛生上の課題とされ、のちにアルコール薬物問題全国市民協会（ASK）により酒類自動販売機撤廃についての活動が行われたことなどから撤去が進められた結果、現在では、路上での酒類自販機は見かけなくなってきました。

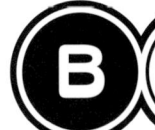 久里浜病院にアルコール依存症治療病棟が設置された経緯 ····

　日本初のアルコール依存症治療の病棟（アルコール病棟）が神奈川県横須賀市の国立療養所久里浜病院（2012〔平成24〕年以降の正式名称は独立行政法人国立病院機構久里浜医療センターであるが、以下はそれまでの名称の久里浜病院を用います）に開設されたのは、高度経済成長期の最中、1963（昭和38）年でした。

　その経緯は、「酩酊者規制法」（正式名称は「酒に酔つて公衆に迷惑をかける行為の防止等に関する法律」昭和36年6月1日法律第103号）の成立と関連しています。この法律の成立は痛ましい事件が発端となっています[6]。

　その事件が起きたのは1958（昭和33）年6月15日。東京都足立区で、姉（16）と妹（13）が父親を絞殺するというものでした。父親は酒乱で働かず、母親が「日雇い人夫」、姉妹も働き生計を立てていましたが、そのほとんどが父親の飲み代

---

6) 佐藤ゆかり：「酔っ払い防止法」の再評価とその限界；ドメスティック・バイオレンス，セクシュアル・ハラスメントの概念がなかった時代に. 国立女性教育会館研究ジャーナル，14：80-92，2010.

に消えていました。父親は飲んでは母親に暴力を振るっていました。

　この事件をきっかけとして、市川房江などを中心とした衆参両院の女性議員による議員立法として、酩酊者規制法が成立しました。「法は家庭に入らず」という考え方が支配的な時代に、酔っ払いの男性から家庭を守るため警察官の家庭への立ち入りも規定した画期的な法律ですが、取り締まりだけではいけないということで参議院において次の附帯決議（一部を抜粋）がなされました。

　一　酩酊者の保護施設及びアルコール慢性中毒者の治療、収容施設に対する諸措置は不十分と認められるので、政府はできうる限り速やかにこれが予算措置を講じ、本法の実効を期すること。

　こうした経過により、久里浜病院にアルコール「慢性中毒」の治療病棟が開設されました。

久里浜病院の取り組み

　久里浜病院は、1941（昭和16）年に横須賀海軍野比分院として創立され、戦後厚生省に移管し、主に結核の治療を行っていましたが、戦後、特効薬の出現、栄養状態・衛生状態の改善により、結核患者は激減しました。その久里浜病院にアルコール「慢性中毒」の治療病棟が開設されたのですが、その責任を担ったのが、慶應義塾大学医学部の同級生コンビで、型破りの精神科医のなだいなだ（本名は堀内秀）と河野裕明であったのは、その後のアルコール医療にとって、このうえなく幸いなことであったといえます。

　まともに立ち向かえばとても太刀打ちできないこの病気に対して、なだいなだは初手から奇策、あるいは無手勝流で臨みました[7]。

　　当時、専門の病棟が日本で初めて久里浜に建ったのですが、アルコール中毒はみんなから嫌われていました。医者からも嫌われていましたので誰も行き手がありませんでした。事情があって私がそこへ行くことになったのですが、私も嫌でしたので、教授に「アル中の勉強はしてこなかったし、今まで診てきた患者も治った試しが無い」

7）なだいなだ：この頃 考えること. 平成9年度第1回研修大会記念講演, 鎌倉市立幼稚園協会父母の会連合会, 2009.
　http://www5.airnet.ne.jp/enjoypc/fuboren/nadasensei-kouen.htm

と言いました。教授は「大丈夫だ、アル中は俺にも治せない、治せないのは誰でも知っていることだから安心していい」というのです。

　それで仕方なしにそこへ行って「教授でも治せない病気なのだから私はもう何もしなくていい、何をやったって駄目なのなら、逃がしてやるのが一番いい」という事になりました。当時精神病院の患者さんたちは、皆鍵をかけて閉じ込めることになっていたのですが、「この病院は逃げられるよ。逃げていいよ。夜だって開いてるよ」と患者さんに教えました。

　ところが逃げないので「お金を持たせないから逃げないんだろう」というのでお金まで持たせました。当時の病院で、お金まで持たせたのは私のところが初めてでした。それでも患者は逃げなかったのです。いつまでも居られても困るので、3ヶ月以上は入院させないということにし、3ヶ月過ぎるとみんな出ていってもらうことにしました。すると、不思議なことに3ヶ月きちんと逃げ出さず居る人がほとんどでした。

なだいなだは、アルコール依存症の治療法の学び先として、東欧チェコのスカラ博士のもとに赴き、そこで学んだ治療法をもとに、開放病棟・3カ月入院・自治会・行軍・自助グループとの連携など、のちに「久里浜方式」と呼ばれる治療を開発しました。それは当時の精神医療の「常識」とまったく異なっていました。久里浜方式はその後のわが国のアルコール医療の基本となったので、少し詳しく解説します。

1.　開放病棟

　久里浜方式でもっとも画期的であったのは、前述のなだいなだが語っていたとおり開放病棟での治療です。当時は、アルコール依存症患者は精神科の閉鎖病棟に、なるべく少人数で入院させていました。入院しているアルコール依存症患者の集団が大きくなると徒党を組み、職員に反抗したり、他の精神疾患の患者をいじめたりすると考えられていたからです。そのため、なだいなだが開放病棟にアルコール依存症患者だけを入院させ、職員が金銭管理もしないという方針は、なだいなだ自身もうまくいくという確信をもてなかった面もあるようですが、周囲の精神科医からも「入院を希望する患者などいないから、病棟のベッドはガラガラになるだろう」「患者が酒を病棟に持ち込んで飲酒して大騒ぎになるだろう」

と批判されました。

　ところが、病棟を始めると、近隣の横須賀市、横浜市だけでなく、東京をはじめ、全国から「酒をやめたい」という希望者が入院するようになりました。当時は、基準寝具の規定はなく、ふとんが病院に常備されていなかったため、入院患者はチッキ（鉄道による手荷物輸送）を利用して寝具持参で入院治療に取り組みました。このように開放病棟はアルコール依存症の治療には動機づけが大切であるという原則を具体化し、確認したのです。

2.　3カ月の入院期間

　久里浜病院では、アルコール依存症の入院治療を3カ月としました。なだいなだが学んだチェコでは、治療期間を何回かに分けてトータルで3カ月となる治療を行っていたのですが、日本ではそのやり方は現実的ではないので3カ月の入院にしたともいわれています。

　その後、久里浜病院の治療は、アルコール依存症の治療を離脱症状と肝機能障害などの身体的疾患の治療を行う約1カ月の第一期治療と、飲まない生活を続けるための教育的・精神療法的な治療を行う約2カ月の第二期治療という、2段階になりました。久里浜方式が出現する前には、日本の医療ではこの第二期治療にあたる依存症への治療の部分が確立していませんでした。なだいなだらは、依存症は生活習慣病であり、回復はそう簡単ではない、入院は断酒して生活習慣を変える訓練期間にすぎない、と考えていました。

　アルコール依存症に一度なると、飲酒のコントロール障害に陥り、その症状自体は治療できない（適度に飲酒することはできなくなる）ことは当時も知られていました。患者は、離脱症状と身体状態の改善が成し遂げられれば、退院を希望し、家族や周囲は「退院すればまた飲んで問題を起こすから」と長期、あるいは一生の入院を希望するという対立があるなかで、久里浜方式は、飲まないための訓練のプログラムを定め、提供しました。

　プログラム（日課）では、病気とその治療についての医師の講義や患者の飲酒歴を話す体験発表などの集団精神療法が重んじられ、また身体を動かして体力の回復と飲まない生活習慣を身につけるための作業療法や運動療法なども行われました。退院が近くなった患者には、週末を家で過ごし、飲まないで帰ってくるこ

とを目的とした試験外泊も取り入れられました。

　もちろん、強制的な入院ではないため、患者が退院を希望すれば退院できるのですが、多くの患者がこうしたプログラムを全うして退院しました。

3.　自治会

　久里浜病院のアルコール病棟では患者自治会が組織されて、新入院患者に病棟の生活について説明をしたり、医療側に病棟環境や治療プログラム改善の要望を行ったり、機関誌を発行したりとさまざまな活動を行いました。

　治療や断酒が医療側から一方的に押し付けられるものではなく、「自分のことは自分で」という精神は、先述の講演でもなだいなだが例によってユーモラスに語っています。しかし、これもアルコール依存症治療の本質です[7]。

　　また、東大教授に診てもらっても酒が止まらず私たちのところで治った人もいました。そこで理由を聞いてみると、「東大教授は偉い人なので、この人の言うとおりにすれば治ると思ったのだけれど、治らなかった。ここに来て初めてわかった。自分がしっかりしなくてはならない。先生の顔を見ているうちにそれがわかりました」と言いました。よっぽど私が頼りなく見えたのでしょう。そのとき、「患者が自分にあった医者を選ぶべきなのだ」と私は思いました。患者によっては、東大教授が良い場合もあり、私が良い場合もあるのです。

　退院したOBたちが、年1回は病院あげての同窓会に集ったり、入院した病棟を訪れたり、次に述べる行軍に参加したりすることも久里浜方式の特徴の一つですが、これも入院中の仲間とのつながりを重視した自治会の延長と考えることができるでしょう。

　なお、久里浜病院のアルコール病棟が開棟した1963年当時は、戦後20年も経っておらず、アルコール依存症の中核をなす40〜50代の男性にとっては、若き日に軍隊生活を送った人も少なくないので、現在よりも集団生活になじんでいたともいえるでしょう。

4.　行　軍

　行軍は久里浜方式のプログラムの一つですが、これもなだいなだがチェコの治療からヒントを得ています。チェコでのアルコール依存症の治療はキャンプのよ

うな生活で、何か買いに行くにも長い道のりを歩いて行くことを、治療の一環としていました。さすが、1952年のヘルシンキオリンピックで、5,000 m、10,000 m、マラソンの3冠に輝いた人間機関車ザトペックを生んだ陸上王国チェコです。なだいなだはこれをヒントに、月1回1日10km程度を歩く行軍として、久里浜病院のプログラムに取り入れたのです。

　当初はハイキングと呼んでいたそうですが、治療プログラムの一環として、天候がどうあっても休まずに目的を達成して、酒なしで達成感・連帯感・開放感を体験してもらうことが目的でしたので、行軍と名づけられました。医療スタッフである看護師や作業療法士、主治医も一緒に歩き、歩きながらの診察（といっても「体調はどうですか？」など簡単なもの）を行っていました。筆者も久里浜病院での勤務時代は、月1回の本行軍と月2回のミニ行軍にはよく参加しました。久里浜周辺には、三浦海岸、三浦富士、観音崎、城ケ島、鎌倉、対岸の千葉の鋸山など風光明媚な場所も多く、患者・職員が一緒になって、山に登り、砂浜を歩き、昼食を共にするイベントは強く記憶に残る、懐かしい思い出となっています。

5. ソーシャルワーカーとリスク対策

　久里浜病院と自助グループとの連携については、「C　移り変わった自助グループ」（p 130参照）のところで述べます。

　ここでは久里浜方式には通常入れられませんが、ソーシャルワーカー（精神保健福祉士）としての私自身の職種とも関連していますので、医療チームに不可欠の職種であるケースワーカー（ソーシャルワーカー）が配置されたことについて述べたいと思います。

　アルコール関連問題が経済的貧困や家族間のあつれきとも深く関係していることは言うまでもありません。アルコール病棟担当の初代ケースワーカーだった荒久保昭子は、こうした問題に取り組み、期待に見事に応えて、「家族相談や家族会（グループ）の主催」「家族相談から入院治療への動機づけ」「医療費や生活費などの経済的相談」「病棟の日課への参加」「退院後の住居の確保やOB会の設立」などで大活躍をしました。久里浜方式のアルコール病棟はその後、各地に作られましたが、そこでソーシャルワーカーは必須のスタッフとなりました。

　アルコール病棟の運営には、リスク対策のために多大な労力もかけました。と

くに、病棟に酒が持ち込まれて飲酒があった場合には、病院敷地内の官舎に居を構えた病棟担当医の河野裕明がすぐに駆けつけ、夜中でも何でも病棟入院患者全員と医療スタッフとによる緊急集会を開催して、経過の確認と今後の対応を一緒に考え、事態の収拾を行いました。そのような危機のときこそが、患者や医療スタッフが実例から学ぶ貴重な機会となりました。

6. 久里浜方式の広がり

1975（昭和50）年から久里浜病院において、厚生省（現在は厚生労働省）主催のアルコール中毒臨床医研修事業が開始されました。翌年からは保健師を加え、さらに1982（昭和57）年からはPSW（現在は精神保健福祉士）などの研修コースも新設されました。それにより身体管理を第一期治療とし、アルコール依存症社会復帰プログラム（alcohol rehabilitation program；ARP）を第二期治療とする久里浜方式のアルコール治療が全国の精神科病院に広がりをみせ、各地域で実践されていきました。

しかしながら、第二期治療の治療プログラムは精神医療のなかで取り組みやすいのですが、アルコール関連疾患専門の内科とアルコール依存症社会復帰プログラムの両方を備えた医療機関は少なく、内科からアルコール依存症の専門治療へのつなぎは、アルコール依存症治療の隘路（あいろ）となっているのが現状です。

◤ 移り変わったアルコールリハビリテーションプログラム ……

アルコール関連問題は精神医療の改革と関連していました。

1970年代初めの「ルポ・精神病棟」[8]（単行本としての出版は1973〔昭和48〕年）は大きな社会的反響を呼び、その後の精神医療改革ののろしとなり、その影響により精神衛生法改正にまで至りました。著者の大熊一夫は「アルコール中毒」を装って「精神病院」に入院し、入魂のルポルタージュを書きました。「精神病院」に潜入するにあたり酩酊することは、精神科医の目を欺くための格好の手段だったのです。

---

8) 大熊一夫：ルポ・精神病棟, 朝日新聞社, 1973.

　1984（昭和59）年には、1983年に報徳会宇都宮病院の看護職員が入院患者2名をリンチによって死亡させたことが、新聞で報道されました（宇都宮病院事件）。この病院は他の精神科病院で引き受けないアルコール依存症者を多く入院させていました。約3割の入院患者がアルコール・薬物依存症であり、事件で亡くなった患者のなかにもアルコール依存症者がいました。

　なだいなだらが久里浜病院で開放病棟の治療を始めてから20年の年月が経っていましたが、日本の精神医療の闇は深かったといえるでしょう。そうした精神医療のなかでは、アディクション関連問題は質・量ともに周辺的ではありますが、その闇をあぶりだすような性質ももっているのではないでしょうか。

　久里浜病院でも、当初は精神科病棟1カ所で行っていたアルコール依存症治療が、1970年代半ばには、先述のように内科病棟による第一期治療が開始されて、従来のアルコール病棟は第二期治療となりました。アルコール関連の内科疾患はアルコール依存症につきものですが、以前は内科疾患の治療が十分ではないために精神科で行われるアルコール依存症の専門的入院治療ができない事例が後を絶ちませんでした。久里浜病院のアルコール内科はそうした状況に突破口を開いたのです。

　1990年代に入ると、アルコール依存症者の多様化にあわせた形で、久里浜病院の治療プログラムも多様化しました。

　従来の治療が続いていたアルコール依存症の中核である中高年男性に加え、新たに女性・高齢者・若年者のアルコール依存症者への治療プログラムが始まりました。また、アルコール依存症の手前の段階にあるプレアルコホリックへの治療も模索されたのです。

1.　女　性

　1970年代から女性のアルコール依存症者を表す言葉として「キッチンドリンカー」が使われるようになりました。それまでは、女性のアルコール依存症といえば、酒を提供する職業（いわゆる水商売）の女性が多かったのですが、台所で飲酒するような女性のアルコール依存症者が増えてきたのです。

　核家族化や家電製品の普及による家事労働時間の短縮、アルコール飲料の大量生産・大量消費と女性をターゲットとしたようなCM、女性が好むアルコール飲

料の増加などが相まって、伝統的な飲酒文化からは逸脱した飲酒習慣が形成されるようになりました。それに加えて、女性は男性に比べて、少ない飲酒量や飲酒期間でアルコール依存症になりやすく、個人の生活史では妊娠・出産・授乳期に飲酒の中断がはさまれているにしても、その後も女性のアルコール依存症者は増え続けています。

　1986（昭和61）年の「雇用の分野における男女の均等な機会及び待遇の確保等に関する法律」（男女雇用機会均等法）の施行以来、女性の社会進出が進むにつれて、平均的な飲酒頻度は男女に違いがなくなってきている点や従来は少数であった高齢の女性のアルコール依存症者が増えている点も時代を反映しており、今後の推移が注目されます。

　中高年男性のアルコール依存症者は、長年の飲酒習慣から徐々に依存が形成され、アルコール依存症となる例が多いのですが、女性の場合には、親との確執、夫婦の不和、子育ての悩み、嫁姑の葛藤、介護の悩みなど生活上の出来事や悩みを誘因として飲酒問題が発生し、依存症に至る例が多いという特徴があり、「女が飲むには訳がある」といわれるゆえんです。また、うつ病やパニック障害など他の精神疾患との合併も多く、男性が原発性（一次性＝飲酒そのものが要因である）のアルコール依存症が多いのに対して、女性は二次性（要因が飲酒以外にある）のアルコール依存症が多い傾向があります。合併する精神疾患のなかでは、摂食障害がとりわけ高率です。若い女性のアルコール依存症の場合には、50%以上が摂食障害を合併しているというデータもあります。年代の高い女性のアルコール依存症者であっても過去に摂食障害の既往のある人が多く、幼児期の親から虐待や夫婦間DVの被害者である女性も少なくありません。

　こうした問題もあり、女性のアルコール依存症者の治療には、女性特有の精神面・身体面への配慮が必要とされます。また、男性のアルコール依存症者は典型的な依存症専門治療でよく行われる酒歴発表など、ある種の形から入っていき、やがて建前が本音に転化していくプロセスをたどることが多いのですが、女性の場合は、理屈から入っていくやり方はあまりうまくいきません。集団精神療法やミーティングに加えて、ヨガやストレッチ、音楽・絵画・手工芸などの芸術療法によって、感性を豊かにして、癒やしを与えるプログラムも効果的です。

　男性のアルコール依存症者の家族は妻や母親に代表され、医療機関の提供する

家族グループ（家族会や家族教室などさまざまな呼び方があります）へ熱心に参加するのに比べて、女性のアルコール依存症者の家族、とくに夫は仕事を理由としてなかなか家族グループに参加せず、参加しても自分の気持ちを率直に話すことが少ないです。こうした家族関係は、入院後期の自宅への外泊や退院後の生活にも現れます。女性のアルコール依存症者は、外泊中にも家事をすることを家族から求められ、地域の自助グループ（断酒会やAA）にも参加できず、アルコール依存症の回復が不十分な初期に回復活動中心の生活が送れないという大きなリスクを背負ってしまうことがあるため、特別な配慮が必要とされます。

2.　高齢者

　社会の高齢化とともに高齢のアルコール依存症者も増えてきました。

　一般的に、高齢者はアルコールに弱くなります。高齢者は同じ酒量を飲んでも体内に占める水分の割合が減少していたり、肝機能の低下や分解酵素の活性低下のために、若年者に比べて血中アルコール濃度が高くなりやすい反面、アルコールに対する中枢神経の感受性が上昇するため、酔いやすくなります。若いころ大酒を飲めた人が、酒に弱くなる例は多くあります。

　その一方で、高齢者の飲酒問題を引き起こす社会的背景もあります。定年退職をして時間的余裕はあるが、これといった趣味や近隣との交流がない、仕事という大きな役割の喪失や配偶者や親しい親族・友人との死別により、うつ的になってしまう、心身の不調や身体の痛み、不眠などを紛らわす、などの誘因のために、飲酒機会が増えていき、さまざまな問題が起こります。

　食事をとらずに飲酒し、胃腸を壊し、下痢をしやすくなり、食事がとれずに飲酒するという悪循環で衰弱する例や、酩酊して転倒し足腰を痛め、動かずに飲酒する時間が増え、さらに足腰が弱るといった悪循環の例もあります。また、飲酒すると尿失禁を繰り返したり、妻が浮気をしていると思い込む嫉妬妄想をもつ例もあります。

　とくに心配とされるのは、認知機能の低下や記憶障害であり、アルコール性認知症と診断される場合もあります。**表5-2**[9]はアルコール性認知症と非アルコール性認知症の鑑別ポイントです。

　アルコール性認知症は、数日間にわたる連続飲酒発作でビタミンB_1の欠乏を

表5-2 アルコール性認知症と非アルコール性認知症の鑑別ポイント

	アルコール性認知症	非アルコール性認知症
飲酒との関係	問題飲酒が先行する	認知症がアルコール関連問題に先行する
進行の仕方	急性〜亜急性の発症が典型的	徐々に進行する
栄養状態	栄養状態が不良	栄養状態に問題ない
断酒と改善	栄養状態の改善や断酒によって、症状が改善する可能性がある	断酒しても改善しない

9) をもとに作成

きたしてウェルニッケ・コルサコフ症候群を急性発症する場合もありますが、早期の集中的治療や断酒によって改善する可能性もあります。その一方で、アルコール依存症者の脳は健康な人の脳より20年老化しているというデータもあります。

　高齢のアルコール依存症者の治療はいくつかの困難があります。まず、飲酒の問題と高齢者の問題が混じり合ってしまうことです。今述べた記憶の障害や体力の低下、失禁などは、高齢者一般にも起こりがちであり、本人も、時には家族も酒のせいにはしたくないと思い、治療が遅くなる場合があります。

　年齢的に、仕事や家庭内の役割を担うといった回復の目標ももちにくいことに加え、単身者や家族との関係が悪く、周囲からの支援が受けにくい人もいます。本人も「どうせ老い先短いし」と思っていたり、家族も「好きなお酒をいまさらやめさせてもかわいそうだから」と投げやりな気持ちになりがちです。

　高齢者は体力・記憶力や視聴覚の低下などにより、スタンダードなアルコール専門治療プログラムや自助グループの活動にのりにくいところがあります。依存症の理解を進めたり、ミーティングで人に話を聞いたりすることや行軍のように体力を使うプログラムも難しくなります。

　高齢者に対するアセスメントにあたっては、生い立ちから丁寧に聞き取り、現在の状態がどうであっても、今までの生き方に共感し、「よく頑張ってこられましたね」と受容して関係をつくることが大切です。また、アルコール依存症の発症が高齢になってからか、それ以前かを確認することも必要です。より若いとき

---

9) 松下幸生，松井敏史，樋口進：アルコール依存症に併存する認知症．精神神経学会雑誌，112：774-779，2010．

にアルコール依存症となり、長年生き延びてきた高齢のアルコール依存症者のほうが、身体機能、社会的機能、家族関係などが悪化しており、回復率が低いといわれているので、より手厚い支援とそれまでの頑張りに対する評価が必要とされています。

　高齢のアルコール依存症者のための緩やかな治療プログラムは、久里浜病院をはじめとして徐々に増えてきているようですが、高齢者のアルコール関連問題は、アルコール依存症の専門治療だけで完結せず、高齢者のための医療や地域の介護サービスなどとの連携が不可欠であり、今後はさらに密接に交流を図る必要があります。

　久里浜病院では、高齢のアルコール依存症者のための自助グループである「銀鈴会（ぎんれいかい）」が立ち上がり、貴重な社会資源となりました。

3.　若年者

　1990年代に入り久里浜病院では、20〜30代前半のアルコール依存症者のための治療プログラムを開始しました。この年代で入院するアルコール依存症者は、対人緊張の高い人が多いため、男性のアルコール依存症専門治療プログラムなどの大集団の治療にのることが難しいのですが、若年プログラムは少人数なので、ちょうどよかったのです。このプログラムは男女一緒でした。治療プログラム参加者の女性の大半は摂食障害の合併（の既往）がありましたし、男女両方に違法や処方の薬物依存・乱用、自傷行為や過量服薬の既往をもつ人も少なくありませんでした。また、治療期間を全うしない中途退院の率も高かったのです。

　プログラムはやはりミーティングが中心でしたが、若い人たちなので、スポーツなど身体を動かすプログラムもありました。元気な若い男性もいましたが、身体を動かすのを億劫がる、あるいは露骨にいやがる反抗的な男性もいました。女性は、過活動気味な人たちと運動もつらそうな人たちの両者が目立ちましたが、どちらも痩せていました。そしてここでもまとまりがつきませんでした。

　社会的地位のある親もいましたが、そうした親を含め、機能不全家族も目立ちました。しかしながら、子どもの起こした問題や子どものかかった病気を契機に、子育てや夫婦のあり方、自分の生き方を見直して、家族の回復に向かおうとする親たちの生き方には希望が感じられました。

　病棟スタッフは何とかしてあげたいという気持ちが強く、熱心で、年に1回は泊まりがけのキャンプも企画したり、AAのヤングミーティングのメンバーたちに頼んで体験談を語る「メッセージ」に来てもらったりしました。横浜市にできた女性の摂食障害者を主な対象とした作業所のミモザと連携もしました。回復を遂げて、OG・OBとして病棟を訪れる人もいました。若年の依存症者の治療が困難なことは、彼ら・彼女らの背負う問題の大きさを表していました。なお、現在の久里浜医療センターでは、この男女一緒の若年治療プログラムは終了しています。

　今であれば、ひきこもりやニートなどの若者を対象とした支援プログラムが地域には充実してきているので、教育も中断し、仕事の経験も乏しく、社会性が必要な彼ら・彼女らのような人に対して、依存症の病状が安定してきたら、利用できる社会資源がそろってきていると感じています。

4.　プレアルコホリック

　1990年代に入ってからのもう一つの大きな流れは、アルコール依存症になる前の人たちに働きかけて発症を防ごうという、予防・早期介入の試みです。プレアルコホリックとは「何らかの飲酒問題をもちながら、48時間を超える連続飲酒およびアルコール離脱症状を経験していない」人たちのことを指します。久里浜病院を受診したプレアルコホリックに対して、独自の教育プログラムを作成し、飲酒行動を修正することができました。治療目標はアルコール依存症が断酒を目指すのに対して、飲酒量を減らして、適正な飲酒とする「減酒」としました。

　プレアルコホリックの治療と予後については、予後調査の結果から簡単な治療介入によって、プレアルコホリックの飲酒パターンを効果的に変えられることが明らかになりました。少ないエネルギーで飲酒習慣を変えることができた大きな要因は、単に教育効果によるものだけでなく、彼らがプレアルコホリックであるという事実に関係しているものと推察されるという報告があります[10]。

　1990年代には、久里浜病院のスタッフが中心となって、月1回横浜市でアルコー

10）久冨暢子，水谷由美子，長島八寿子，他：プレアルコホリック教育プログラムとその教育効果．精神医学，39：415-422，1997．

ル関連問題予防研究会が開催されました。これは現在も続いています。参加者は医療や保健福祉関係者だけではなく、産業部門や教育関係からも多く、取り上げられるテーマも、アルコール関連問題の一次・二次予防に関するものが多くなっています。

　アルコール関連問題に対する予防と問題飲酒者（おおよそプレアルコホリックと重なる）への減酒指導（療法）は、2014（平成26）年に施行された「アルコール健康障害対策基本法」の基本目的の一つとなっています。

5.　新しい治療法

　2000年代に入り、久里浜病院ではアルコール依存症に対する認知行動療法を導入しました。それまでは病棟全体で行う大人数の集団療法がプログラムの中心でしたが、認知行動療法では少人数のグループで行われ、個人精神療法も取り入れられました。また、標準テキストも作成し、システマティックな、わかりやすい方法がとられるようになりました。これは、新久里浜方式とも呼ばれ、現在まで改良されながら継続されています。

　この年代は、動機づけ面接、CRAFT（community reinforcement and family training、コミュニティ強化法と家族トレーニング）、シーキングセーフティ（seeking safety、依存症とトラウマの同時治療）などさまざまな治療法が紹介された時期でもあります。

　久里浜病院では、2011（平成23）年よりネット依存症の治療、2013（平成25）年からはギャンブル依存症の治療を開始しています。2017（平成29）年からは、酒の飲み方が気になっている人すべてを対象として、アルコール関連問題をもっている人の治療への敷居を下げるために減酒外来を開始しています[11]。

　薬物問題について一言ふれるならば、太平洋戦争中に、軍部はヒロポン（覚せい剤）を製造し、特攻隊員に「突撃錠」として配りましたが、その在庫が終戦後、民間に放出され、大流行した第一次覚せい剤乱用がありました。その後、厳しい取り締まりが行われ、社会政策的に成功を収めました。しかし、この成功は日本

11）湯本陽介，樋口進：久里浜におけるアルコール依存症治療の変遷. Frontiers in alcoholism, 4：12-15, 2016.

の薬物問題対策において、現在まで「ダメ。ゼッタイ。」という薬物防止キャンペーンを中心に置き、「ダメ」になった人たちの治療やリハビリテーションによる回復に重きを置かない伝統を形成することになってしまいました。

　覚せい剤の乱用は根絶されたかにみえましたが、1970年代から再度増加し始め、その後は現在に至るまで根絶やしにすることはできていません。また、2000年ごろより、いわゆる合法ドラッグの乱用が増加し、2014（平成26）年に危険ドラッグとして取り締まりの強化により乱用ブームは終息しました。

　2000年代に入り、ギャンブル依存症、買い物依存症、ネット・ゲーム依存症、性依存症、窃盗癖（クレプトマニア）などプロセス依存に対する認識が深まり、相談が増加しました。この分野では、医療からのアプローチのほかに、それぞれの依存症の自助グループの活動や回復支援施設での取り組みが注目されています。

■ないないづくしの始まり；アディクションの歴史私記 ………

　ここで、恐縮ですが、アディクションの歴史のいくらかの参考になればという思いで、筆者の若き日の活動について述べさせていただきます。

　私は1979（昭和54）年に大学を出て、東京都小平市の国立武蔵療養所の中毒病棟（これが正式な名称であった）のソーシャルワーカーとして就職しました。この病棟は1970（昭和45）年に開設されたと記憶しています。

　そのころの依存症業界は今とはずいぶん違いました。何と言ってもまだ病名は「中毒」で、カルテには「慢性酒精中毒　Chronischer Alkoholismus」「酒精嗜癖 Alkohol Sucht」などというドイツ語の記載もある時代で、「依存症」という言葉は市民権を得ていませんでした。東京でもアルコール医療を行っている病院は数カ所で、治療は入院治療が中心で、外来は退院後のアフターケアという位置づけでしかありませんでした。アルコール依存症を外来だけで治療する専門クリニックは、1981（昭和56）年に大阪で小杉クリニックが開院されるまでは存在せず、もちろん関東にはありませんでした。外来だけではアルコール依存症は治せないと考えられていたのです。

　回復した実例も、回復モデル（回復という言葉も一般的ではなかったかもしれ

ません）も、ごくごく少なかったため「〜のアルコール依存症者は回復しない」という言い方がたくさんありました。「〜」には、単身者、無職、ホームレス、女性、若年者、高齢者、薬物経験ありなどが当てはまります。煎じ詰めれば、家族がいて仕事があり、薬物経験のない中年男性だけが回復するいうわけです。

　そのためAAが活動を開始し、マックなどの回復支援施設によって「重症」の単身者が回復を遂げてきたときには、福祉事務所の生活保護のワーカーたちを筆頭に大きな驚きがありました。当時、日本福祉大学に勤務していた窪田暁子先生に私が初めてお会いしたのも公的扶助研究会のアルコールの分科会でした。頻回に入退院するケースの検討で、博覧強記の窪田先生に恐れ入り、「回転ドア現象」という言葉もそのときに初めて聞きました。

　1984（昭和59）年に一般社団法人日本アルコール関連問題ソーシャルワーカー協会（ASW協会）が結成される前にも、アルコール依存症にかかわるソーシャルワーカーが集まるさまざまな機会があり、いろいろな出会いがありました。東京都清瀬市では救護施設の救世軍自省館がアルコール依存症者の回復支援に取り組んでいて、そこで連絡会がもたれていました。当時、成増厚生病院に勤務していた遠藤優子さん（故人）と出会ったのもその会でした。その後、日本精神病院協会（現：公益社団法人日本精神科病院協会）のシンポジウムに遠藤さんと一緒に招かれて、彼女が家族支援について、私が自助グループについて話をしました。当時は自助グループという呼び名すらもまだなく、私の話のテーマは「断酒会とAA」でした。遠藤さんはその後、遠藤嗜癖問題相談室を開業されて、依存症分野の開業ソーシャルワーカーの草分けとなられました。

　久里浜病院のアルコール中毒臨床医等研修のソーシャルワーカーのコースは1980（昭和55）年に始まったと記憶していますが、そこでは初代のASW会長の荒久保昭子さんと出会いました。当時、久里浜病院のワーカーは荒久保さんお一人だったので、研修期間の1週間は、私がお手伝いに行かせていただきました。数年続きましたが、ある研修のときに、研修棟の宿泊する畳部屋のスペースが足りなかったので（幸いふとんはあったので）、押入れに寝たこともありました。その後久里浜研修の卒業生のワーカーから、「集まりたい」という声が上がり、それもASW協会結成に結集する一つの流れになりました。

　ここにあげた以外でも、日本アルコール関連問題学会の前身であるアルコール

医療研究会も立ち上がり、断酒会の全国大会やAAのイベントでも関係者の集まりがあり、アルコール関連問題に熱心な自治体（関東では、東京都の目黒区や三鷹市、横浜市中区など）でもソーシャルワーカーや福祉事務所のケースワーカーたちが集まる機会が増えていきました。

　こうしたさまざまな集まりがありましたが、どこに出席しても顔ぶれはかなり重なり、アルコール関係の集まりは、どこを切っても同じ顔の出る「金太郎飴」といわれたものでした。

　回復支援施設について述べれば、先ほどの2施設（マックと救世軍自省館）を皮切りに、1990年代以降に都市部を中心に、AAの12ステップを回復の指針としたアルコール依存症者のためのマックと薬物依存症者のためのダルク（drug addiction rehabilitation center；DARC）やアルコール依存症者を対象とした作業所の設立が盛んになりました。その設立や運営には多くの精神科ソーシャルワーカー（PSW）がかかわってきました。また、本格的な依存症リハビリテーション施設職員への研修が2007（平成19）年から、厚生労働省の主催で「依存症回復施設職員研修プログラム」として年1回開催されています。対象者には、すべてではありませんが当事者スタッフが多く含まれていて、精神保健福祉士の資格をもつ人も少なくありません。今後は回復者と関係者のさらに高いレベルの連携がなされていくと予想されます。

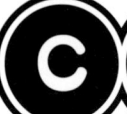

移り変わった自助グループ

　ここでは、アルコール依存症の自助グループである断酒会について述べていきます。

　1963（昭和38）年久里浜病院にアルコール病棟が開設された同じ年に、全日本断酒連盟（全断連）が東京と高知の断酒会をもとに結成されました。このとき、初代の理事長として就任した松村春繁の生涯を軸に、断酒会の成り立ちを追っていきたいと思います。

　松村は、1905（明治38）年高知県の山村で誕生しました。青年時代から、政治運動に取り組み、21歳で無産政党である社会民衆党に参加し、戦時中の1941（昭和16）年には朝鮮の釜山に逃れています。

　戦後は日本社会党高知県連書記長を務め、1947（昭和22）年の参議院地方区選挙では3万票を得ますが、落選してしまいました。酒の国・高知でも、有数の大酒飲みで失敗も多く、離脱症状で幻覚まで生じるようになりました。

　高知市の精神科病院である下司病院にはアルコール依存症で5回入院し、仕事もなくしていました。

　下司病院の下司孝麿院長がAAの考えに触発され、担当患者であった松村をサポートして、1958（昭和33）年には高知断酒新生会が結成されました。断酒会はAAをルーツとしてはいますが、日本文化になじませるために、AAのような匿名制はとらず会員名簿を作成して会費を徴収し、夫婦同伴の出席を原則としています。

　断酒会結成後、松村は断酒会活動に邁進し、全国を行脚して断酒会活動を広めていき、1963年に東京と高知の断酒会によって全日本断酒連盟（全断連）が結成され、松村が初代理事長に就任しました。松村は、アルコール病棟開設直後の久里浜病院にも足跡を残し、入院患者やなだいなだらと語り合いました。アルコール病棟と自助グループはアルコール依存症治療と回復の両輪です。この2つがそろうことで地域での治療と回復支援の活性化が図られるのですが、その意味で

1963年は画期的な年となりました。

松村は1970（昭和45）年に急性肺炎で死去、享年65歳でした。のちに、なだいなだは「ある“アル中”の栄光の死〔松村春繁のこと〕」という一文を『文藝春秋』1970年5月号に寄せています。

松村の言葉は（酒害体験を）「語るは最高の治療」「聞くは最高の治療」というような松村語録としてまとめられています。

その後、断酒会は、松村語録にもあるように「一県、一断酒会」を目標として、会の大小や活動の程度はさまざまだとしても、その目標は達成されています。

しかし、近年になって、全断連の会員は減少傾向にあります。1994（平成6）年には約12,000人いた会員が、2016（平成28）年には7,500人まで減少しました。「バブル崩壊後の雇用形態の変容により、社会経験に未熟で組織の活動になじまない年齢層が拡大している」のが原因と考えられています[12]。

全断連では、この減少を食い止めるための取り組みとして「SBIRTS」（エスバーツ）への協力を進めています。SBIRTSは「S（Screening）スクリーニング」「BI（Brief Intervention）短期介入」「R（Referral）紹介」「T（Treatment）治療」「S（Self-help group）自助グループ」の頭文字を組み合わせた略称で、医療機関でのアルコール依存症者への介入方法を示しています。元来は、SBIRT（エスバート）でしたが、日本ではその語尾に自助グループ紹介のSを加えて用いられています。医師の診察時に直接医師より断酒会員に電話連絡し、受診した患者にその場で断酒会員が断酒会の案内をして、出席を勧めることが効果的であるとされています[13]。

全断連は全国各地の断酒会でこの活動を展開していきたいと考えていますが、SBIRTSが「アルコール健康障害対策基本法」に推進を明記されているものの、いまだに十分普及していないというのが現状であるとしています。

高齢化が進んでいる日本社会ですが、全断連では高齢化も深刻にとらえています。2016年、全断連の60歳以上の会員は60％を占めました。断酒会員の高齢化は断酒の継続によって寿命が延びた結果という面もありますが、新入会員の減少

---

12) 大槻元：断酒会；これまでの歩みと今後の発展に向けて．公衆衛生，81：746-750，2017.
13) 全日本断酒連盟：長期事業計画および平成29年度事業計画，2016.

という側面もあり、全断連では会員数の減少と合わせると憂慮すべき事態ととらえ、若い世代への浸透を模索しています[14]。

14）岡﨑直人：自助グループの現在.「はたらく」を支える！職場×依存症・アディクション，南山堂，2018.

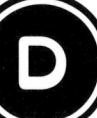

アメリカでのアディクションの歴史

テンペランス・ソングと禁酒運動 ……………………………

　アメリカのアルコール関連問題が深刻化したのは、19世紀後半、南北戦争（1861〜1865年）後です。アメリカ社会の工業化によって、農村から都市への人口集中があり、人々は伝統社会から切り離され、当然飲酒文化も変化しました。それに加えて、アルコール飲料の大量生産と大量消費があったという点は、日本の戦後から高度経済成長の時代と類似しています。

　この時代状況の象徴として、「テンペランス・ソング（Temperance song）」という歌のジャンルがあります。訳せば「節制の歌」となりますが、この時代の「節制」とは禁酒のことです。アメリカの国会図書館のホームページを検索すると、この時代には（よく知られた民謡などに歌詞だけを付けて、「替え歌」として歌われたものも含むと）50曲以上が「テンペランス・ソング」として掲載されています。「大きな古時計」で有名なヘンリー・クレイ・ワークも作曲者の一人で、「お父さん、家に帰ろう」という歌もその一例です。この歌は酒場に入り浸って、給料もろくに家に入れない父親を幼い娘が迎えに行くというもので、家にいる病気の弟は、歌の最後には死んでしまうという悲しい物語であり、当時の社会の一側面を描いています。

　そのような状況で、19世紀後半から20世紀初めには「禁酒運動」が展開されました。婦人たちが、酒場の前で賛美歌を歌い、「悔い改め」を求め、酔っ払いに禁酒を誓わせる誓約書を書かせました。

　キャリー・ネーションは、酒屋を斧で破壊して回った女傑でした。彼女の最初の夫は、軍医でしたが酒のために死んでしまい、再婚相手は禁酒法運動をしている牧師だったので、「アルコールをこの国からなくすことが神から与えられた使命」と信じての行動でした。

　問題を自覚した酒飲みたちも団結して、ワシントニアン（ジョージ・ワシントン大統領にちなんで命名）運動を始めました。リンカーン大統領からも称賛され

た運動でしたが、禁酒運動に対する意見対立、禁酒をした人の再飲酒による信用失墜（一例として立派なスピーチの後に売春宿で酔っ払って暴れたなど）で運動は消滅してしまいました。

　医師のキーリー博士は、酔っ払いの治療薬を発明して、かなりの患者を集め評判となりましたが、ジャーナリズムはその薬のなかにアルコールやアヘンなどが混入されていることをすっぱ抜きました。

　巨大な酔っ払い収容所も建設され、アルコール関連問題のある人たちを閉じ込めました。

■禁酒法とメアリー・リッチモンド ·······························

　そして、ついに1920年に禁酒法が施行されましたが、密造や密輸が横行しました。闇酒場の元締めとして、それを取り仕切るアル・カポネなどのギャングは、第一次世界大戦で使用されたマシンガンで武装し、一連の争いで、警官約500人、市民など約2,000人が死亡したとされています。

　アル・カポネたちギャングは地元行政や警察を買収して、取り締まりができないほど腐敗させました。バスタブで密造するような不衛生な酒による健康被害もあったため、映画やドラマにもなった、買収されない（アンタッチャブル）連邦警察の関与が要請されたのです。禁酒法自体は失敗に終わり、1933年に廃止されました。

　私はソーシャルワーカーですので、ソーシャルワークの母と称えられているメアリー・リッチモンドとアルコール関連問題の関係についてここでふれてみます。あまり注目されてはいませんが、リッチモンドの活動期とアメリカの禁酒法時代（1920〜1933年）とは重なっており、彼女は飲酒問題に大きな関心を示していました。1921年の出版である主著『ソーシャル・ケースワークとはなにか』[15]のなかにはたびたびアルコール関連問題の事例が現れます。

　著書のなかで、例えば20代の夫婦で夫に飲酒問題のあるヤング家では、夫が

15）Richmond ME，杉本一義訳：人間の発見と形成；ソーシャル・ケースワークとはなにか，誠信書房，1963．

聖職者の前で絶対禁酒の誓いを立てますが、リッチモンドは振戦せん妄を恐れて精神科への受診を勧め、夫婦間の調整を行っています。クララ・ヴァンスカと二人の幼い娘の事例では、夫は飲酒問題のために、収容所（asylum）に入所してしまい、妻であるクララ自身も飲酒問題があり、親戚や修道院の支援を受けていました。一時はクララの再飲酒のために二人の娘は保護されますが、その後は3年間断酒し、順調に生活していると記録されています。

リッチモンドは禁酒法撤廃前に亡くなりましたが、彼女の禁酒法への評価は「禁酒法は役に立つだろうが、それだけで彼（ヤング氏）を禁酒させることはできないであろう」というもので、禁酒法という社会政策によって飲酒問題すべてを解決できると楽天的に考えていた禁酒主義運動家とは異なり、ケースワークの必要性を訴えているのはさすが慧眼であるといえます。

AAの始まりと発展 ···

この禁酒法の時代に飲んだくれていた株の仲買人のビル・ウィルソンとドクター・ボブ・スミスの出会いでできあがったのがAA[16]です。

ビルは酒のために精神科の病院に入退院を繰り返していましたが、ニューヨーク市のタウンズ病院で霊的な体験をした後は酒をやめていました。それから間もなくビルは、ニューヨークから仕事でオハイオ州アクロン市を訪れましたが、仕事がうまくいかずに強烈な飲酒欲求に襲われました。宿泊していたメイフラワーホテルのロビーから地元の牧師に「飲んだくれを紹介してほしい」と電話し、その街で「有名な」外科医のドクター・ボブが紹介されました。ドクター・ボブは「また自分の酒について説教を食らうのか」と警戒していましたが、ビルの「私が飲まないためにはあなたの助けが必要だ」という言葉によって二人の気持ちは通じ合い、この出会いが今日の自助グループの源流となりました。徐々に仲間が増え、ビルの書いた本の題名がグループの名称となりました。その後、回復した初期の女性メンバーであるマーティ・マンは専門家への教育や社会への啓発を始

---

16) Alcoholics Anonymous：Alcoholics Anonymous, Alcoholics Anonymous World Services, Inc, 1955.

めました。

　AAは日本では1975（昭和50）年に東京で始まりました。AAは現在、世界では、およそ180以上の国と地域に10万以上のグループが存在し、メンバー数は200万人以上になっています。日本には600以上のグループが存在し、メンバー数は5,700人以上と推定されています。

　自助グループの特色をここまでのアメリカでの歴史と重ね合わせて、端的に述べるとすれば、「依存症者本人の、本人による、本人のための」グループであり、社会政策によってアルコール関連問題を解決しようとした禁酒運動でもなく、またリッチモンド以前の時代に盛んであった友愛訪問のように慈善家の活動によるものでもありません。飲酒欲求に襲われたビルが自分の体験を自分と同じ問題をもつ依存症者に話すことによって、再飲酒を免れ、それを聞いたドクター・ボブもそれまで散々聞かされた小言や説教ではないビルのナラティブな語りによって、アルコールをやめ、回復するきっかけを得る体験をしたのです。

　アメリカでは、アルコール依存症から回復した上院議員のハロルド・ヒューズの尽力により、1970年にヒューズ法と通称される「アルコール乱用及びアルコール依存症の予防・治療・リハビリテーションに関する総合法」が制定され、治療やアルコール関連施策が大きく前進しました。日本でもこの法律は注目され、類似の法律制定の動きもありましたが、実を結ばず、2014（平成26）年の「アルコール健康障害対策基本法」の施行を待たなければなりませんでした。

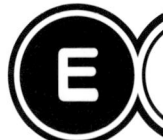 アディクション問題と
精神保健福祉の課題

アディクション問題と社会 ....

　アルコール依存症やギャンブル依存症などのアディクション問題は、アルコール飲料の製造販売や遊戯・ギャンブルという巨大産業とのかかわりがあります。アルコールに関しては、自販機の問題以外にも、テレビなどのCMや容器の警告表示の問題、さらに政策的に大きな問題ではありますが酒税とその使い道（酒税の一部をアルコール依存症の治療とリハビリテーションにあてている国もある）などもアルコール消費に影響があり、メーカーや行政の考え方が反映されています。ASKは市民運動としてこのような問題についても積極的に関与しており、ソーシャルアクションを起こしています。

　薬物の問題も、社会政策的にはアメリカのように違法性薬物の単純な所持・使用についてはドラッグコート（Drug Court：薬物裁判所）を設けて、処罰ではなく治療を薬物依存症者に選択してもらうという法システムをとっている国もありますが、日本ではまだ実現していません。

　司法との関係では、飲酒運転対策がこの数年盛んになっています。「飲酒運転検挙を経験した男性の36.9％、女性の42.9％にアルコール依存症の疑いがある」[17]という報告も出ていることから、今後アメリカのように飲酒運転した者への依存症の治療・リハビリテーションへの導入が必要だと考えます。

今後の課題 ....

　最後にアディクション問題と精神保健福祉における課題を4点あげます。

　1つ目はすでに述べたとおり、司法とのかかわりが、ドラッグコートや飲酒運

17）中山寿一，樋口進，神奈川県警察本部交通部交通総務課：飲酒と運転に関する調査結果報告書，神奈川警察，2008.

転との関係で、今後アディクション分野で深まると予測されます。すでに薬物依存症のリハビリテーション施設として全国展開しているダルク（DARC）には、逮捕されて勾留中の薬物事犯者やその家族や弁護士などから、あるいは刑務所出所後に（保護観察所などの紹介を経て）ダルクにつながる人たちが増加しています。筆者のかかわっている埼玉ダルクでは医療からつながる人たちよりも司法関係からつながる人たちがはるかに多くなっています。今後は、ダルクへのつなぎとダルクから社会へのつなぎの場面などで、支援を強めていく必要があるでしょう。

　2つ目は自殺の問題です。1998（平成10）年の自殺者急増後に主にうつ病を中心として対策が立てられていましたが、近年はアディクション問題が重要視されるようになりました。また、自傷行為自体をアディクションととらえていく考え方もあり、多くの示唆を与えてくれます。アルコール依存症者や薬物依存症者の自殺率は高く、依存症にならないまでも自殺とアルコールの関連は強いので、この分野でも、尊い生命を守るための支援が要請されています。

　3つ目はアディクションの後遺症や統合失調症などの精神障害の合併症の問題です。アルコール依存症の後遺症としては、ウェルニッケ・コルサコフ症候群などと認知症との関連が、近年の高齢化社会や定年退職後のアルコール関連問題の増加とともに大きな課題となっています。覚せい剤など薬物依存症の後遺症としては、薬物使用なしのフラッシュバックによるイライラ、易怒性、妄想など、統合失調症に類似した症状との関連が重要ですが、既存の精神保健サービスに十分に包含されていない状況です。また、後遺症だけではなく、統合失調症などの精神障害者が抱えるアディクション問題に関しても、彼らのQOLの向上のためにさらに注目していく必要があります。

　4つ目に回復とリカバリーの概念と運動の関係についてです。2010（平成22）年にわが国初の「リカバリーパレード」が依存症や精神障害の回復者を中心に東京の新宿で行われました。これはアメリカで行われている「回復の顔と声（Faces and Voices of Recovery)」やリカバリーウォークから始まった運動です。主催者は回復を「私たちは何が回復か（何が回復でないか）を決めません。その人本人が、以前よりよくなったことを喜べるのなら、それが『回復』です」とシンプルに定義しています。現在、統合失調症の分野でも「リカバリー」という言葉が

よく使われるようになりました。今後、回復やリカバリーについて、さまざまな分野の当事者や関係者が論じて、その概念や回復の支援への方法論を深め、豊かになっていけばすばらしいと思います。

　WHOの「アルコールの有害な使用を低減するための世界戦略」[18]の影響によって、ようやく2014（平成26）年に「アルコール健康障害対策基本法」が施行され、複雑化・多様化するアルコール関連問題への総合的な施策が始められました。現在は都道府県での推進計画の策定が進行中であり、今後の進展が期待されます。

　薬物依存症対策では、「刑の一部執行猶予制度」により、刑務所内ではなく、地域社会での社会的処遇と再発防止としての回復支援が打ち出されてきています。

　ギャンブル依存症については、カジノを含むIR（Integrated Resort：統合型リゾート）法案の審議のなかでギャンブル依存症対策の重要性が認識されてきましたので、今後の動向が注目されます。

　このように依存症をめぐる問題は現在（2018年）、重要な転機に差しかかっており、私たちの取り組みは将来どのように評価されるのか、大事なステージに立っているといえます。

18）猪野亜朗，内田恒久，田中増郎，他訳：WHOによる「アルコールの有害使用低減に関する世界戦略」；解説付き和訳要約文，2010.

〔本書の参考文献〕

- 麻生克郎，山本幸枝，鈴木美保子，他（訳）：米国アディクション列伝　スレイング・ザ・ドラゴン；アメリカにおけるアディクション治療と回復の歴史，ジャパンマック，2007.
- アルコール問題全国市民協会編：アディクション；回復の場所はどこにあるのか？治療相談先・全ガイド，アスク・ヒューマン・ケア，1995.
- 葛西賢太：断酒が作り出す共同性；アルコール依存からの回復を信じる人々，世界思想社，2007.
- 蒲生裕司：よくわかるギャンブル障害；本人のせいにしない回復・支援，星和書店，2017.
- 小林哲夫：断酒会初代会長　松村春繁，アルコール問題全国市民協会，1990.
- 斎藤学編：アルコホリクスの物語；どん底から回生への軌跡，至文堂，1988.
- 斎藤学：家族依存症；仕事中毒から過食まで，誠信書房，1989.
- 竹村道夫，吉岡隆編：窃盗症 クレプトマニア；その理解と支援，中央法規出版，2018.
- 長坂和則：ギャンブル依存症におけるインターベンションの必要性と課題．明星大学大学院人文学研究科年報，9：23-33，2011.
- なだいなだ：アルコール中毒；社会的人間としての病気，紀伊國屋書店，1966.
- なだいなだ：アルコール中毒物語風，五月書房，1996.
- 信田さよ子：アディクションアプローチ；もうひとつの家族援助論，医学書院，1999.
- 信田さよ子：共依存；苦しいけれど，離れられない，朝日文庫，2012.
- 森岡洋：アルコール症の正体と治し方，白揚社，1984.
- 山本由紀編著，長坂和則著：対人援助職のためのアディクションアプローチ；依存する心の理解と生きづらさの支援，中央法規出版，2015.
- 吉岡隆編：援助者のためのアルコール・薬物依存症Q&A，中央法規出版，1997.
- 依存症って何？，Be！，106，2007.
- 脱！世代連鎖．Be！，151，2016.
- 家族が使える簡単「動機づけ面接」．Be！，158，2018.
- クレプトマニア再考．アディクションと家族，29，2013.
- 生きのびるためのアディクション．アディクションと家族，31，2015.

おわりに

　この本の発刊にあたって、入門書であることを中心に考え構成いたしました。

　アディクション問題として治療や社会資源に至るまで網羅すべきことはまだまだあると考えます。

　しかし、さまざまなアディクションから「とらわれている」「ハマっている」対象となる"物や行為"などをそれぞれ置き換えながら活用していただけると、その問題への知識と情報がご本人やご家族、そして支援者の「気づき」となり、解決の糸口へとつなげるものと思っています。

　いつもアイデアとフレッシュな視点を与えてくださったへるす出版の佐久間研人氏と、本書について出版に至るまで支持をしてくださいました菅原文宏氏にこころから感謝申し上げます。

長坂　和則

著者紹介

[編著者]

長坂　和則　ながさか　かずのり　（第1章A〜F、第2章、第3章、第4章）

　明星大学大学院人文学研究科社会学専攻博士後期課程単位取得満期退学、教育学修士。

　豊後荘病院、空知病院、タカハシクリニックにおいて精神科ソーシャルワーカー（現、精神保健福祉士）として勤務。アルコール依存症を中心にアディクション問題の相談援助を約20年にわたり実践する。保健所においてアディクション家族教室やアルコール（酒害）教室のファシリテーターとして家族支援に携わる。日本福祉教育専門学校、健康科学大学を経て現在、静岡福祉大学社会福祉学部教授。精神保健福祉士・社会福祉士。著書：『対人援助職のためのアディクションアプローチ』（共著）中央法規出版 2015、『精神保健福祉士シリーズ2　精神保健の課題と支援第2版』（共著）弘文堂 2016、『精神保健福祉士国家試験専門科目キーワード』へるす出版　2017、他。

[著　者]

板倉　康広　いたくら　やすひろ　（第1章G）

　明治学院大学社会学部社会福祉学科卒業。赤城高原ホスピタル、平川病院にて精神科ソーシャルワーカーとして勤務。現在、特定非営利活動法人ジャパンマック事務局長。精神保健福祉士・社会福祉士。著書：『性虐待をふせぐ　子どもを守る術』（共著）誠信書房　2008

岡崎　直人　おかざき　なおと　（第5章）

　上智大学文学部社会福祉学科卒業。国立武蔵療養所に勤務ののち、1988年米国ミシガン州アンドリュース大学大学院物質乱用コースに入学、修了。1990年国立療養所久里浜病院にて精神科ソーシャルワーカーとして勤務後、2003年さいたま市こころの健康センター（精神保健福祉センター）に就職し、同所長として定年退職。現在，特定非営利活動法人ジャパンマック　指定特定相談支援事業所マック・ファミリーエイド管理者。精神保健福祉士。

[執筆協力]

NPO法人回復はどこにでもある（第4章C）

よくわかるアディクション問題
依存症を知り、回復へとつなげる

定価（本体価格 1,800 円＋税）

2018 年 9 月 7 日　　　第 1 版第 1 刷発行

編著者／長坂　和則
発行者／佐藤　枢
発行所／株式会社　へるす出版

〒164-0001　東京都中野区中野 2-2-3
TEL　03(3384)8035（販売）　03(3384)8155（編集）
振替　00180-7-175971
https://www.herusu-shuppan.co.jp

印刷所／三松堂印刷株式会社